Kostrzewa/Kutzner
Was wir noch tun können!

Verlag Hans Huber
Programmbereich Pflege

W0082995

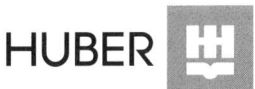

HUBER

Stephan Kostrzewa
Marion Kutzner

Was wir noch tun können!

Basale Stimulation in der Sterbebegleitung

Mit einem Geleitwort von Prof. Dr. Andreas Fröhlich

4., überarbeitete und ergänzte Auflage

Verlag Hans Huber

Stephan Kostrzewa. Dipl. Sozialwissenschaftler, Altenpfleger, Duisburg
Marion Kutzner. Krankenschwester, Kursleiterin für Basale Stimulation in der Pflege, Duisburg

Lektorat: Jürgen Georg, Eveline Widmer
Herstellung: Peter E. Wüthrich
Titelillustration: pinx. Design-Büro, Wiesbaden
Umschlag: Atelier Mühlberg, Basel
Satz: Satzspiegel, Nörten-Hardenberg
Druck und buchbinderische Verarbeitung: AZ Druck und Datentechnik, Kempten
Printed in Germany

Bibliografische Information der Deutschen Bibliothek
Die Deutsche Bibliothek verzeichnet diese Publikation in der Deutschen Nationalbibliografie; detaillierte bibliografische Angaben sind im Internet unter http://dnb.d-nb.de abrufbar.

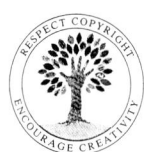
Anregungen und Zuschriften bitte an:
Verlag Hans Huber
Lektorat: Pflege
z. Hd. Jürgen Georg
Länggass-Strasse 76
CH-3000 Bern 9
Tel: 0041 (0)31 300 4500
Fax: 0041 (0)31 300 4593
juergen.georg@hanshuber.com
www.verlag-hanshuber.com

4. überarbeitete und ergänzte Auflage 2009
© 2002 / 2004 / 2007 / 2009 by Verlag Hans Huber, Hogrefe AG, Bern
ISBN 978-3-456-84693-4

Inhaltsverzeichnis

Geleitwort

Stimulation Sterbender? Auf den ersten Blick muss dies widersinnig und unangemessen scheinen. Sterben heißt doch, sich von dieser Welt zu lösen, sie hinter sich zu lassen. Würde hier Stimulation, so die oft gestellte Frage, nicht genau gegenteilig wirken, würde sie nicht ein Festhalten durch die Professionellen und Angehörigen bedeuten, würde sie nicht Erregung hervorrufen, wo wir uns doch Ruhe und Frieden wünschen?

Basale Stimulation in der Begleitung Sterbender. Es geht um die Begleitung. Menschen im Sterben brauchen wohl auch Nähe anderer Menschen. Menschen im Sterben sollen nach unseren Vorstellungen nicht alleine sein, sondern in der Gewissheit ihren letzten Lebensschritt gehen, dass andere bei ihnen sind und sie begleiten, so weit sie eben können. Basale Stimulation hat sich in den vergangenen Jahren sehr stark zu einer Form der Kommunikation entwickelt. Die Möglichkeiten, Menschen zu berühren, ihnen über Berührung Sicherheit und Nähe zu vermitteln, sind wesentliches Kennzeichen des Konzeptes der Basalen Stimulation in der Pflege. So sind denn die in diesem Buch ausgeführten Überlegungen und Anregungen so zu verstehen, dass hier der Versuch gemacht werden soll, uns angesichts des eintretenden Todes, angesichts von Schmerzen und Leid nicht gänzlich sprachlos werden zu lassen. Die Sprache der Hände, die Sprache der Sinne kann den Professionellen, den Angehörigen und eben den Sterbenden selbst eine Hilfe sein.

Lange Zeit schien es fast ein Tabuthema, über sinnliche Angebote an sterbende Menschen nachzudenken oder gar zu sprechen. Der Sterbeprozess, sei es, dass er sich lange hinzieht oder sich heftig und schnell ereignet, ist immer von Unsicherheit und Angst begleitet. Geht jedoch ein Mensch einen Weg, der völlig neu ist, gibt es keine wirkliche Orientierung an anderen; niemand konnte uns je erzählen, wie es wirklich ist. Weltanschauungen und Religionen entwickeln Bilder von dem, was den Menschen nach dem Sterben, also im Tod, erwartet. Vorstellungen vom Paradies, vom Garten Eden, finden sich in vielen Religionen, ebenso aber auch Bilder von Hölle, Verdammnis und ewigem Feuer. Andere wiederum wähnen sich auf einer langen Reise in eine neue Existenz, wiederkehrend im Kreislauf des Lebens, möglicherweise in anderer Gestalt. Aber auch atheistisches Denken kann das Sterben und den Tod nicht ausklammern. Das große Nichts ist letztlich auch nicht konturiert, wird es als Nichts erlebt oder wird einfach nichts erlebt? Das Neue oder das Ende, gleichermaßen wissen wir nichts darüber. Andererseits wissen wir aber sehr genau, dass der Tod selbst unausweichlich ist und der letzte Weg zum Tod, das Sterben, kann niemandem erspart werden. Ungewissheit ist ein wesentliches Moment des Sterbens, anderes kann hinzukommen. Das Gefühl des Befreitseins, sich lösen von allen Beschwernissen, Leiden und Schmerzen, aber auch das Abschiednehmen von lieben Menschen, von der eigenen Bedeutung und Wichtigkeit. Sterben ist vielleicht der entscheidendste Entwicklungsprozess, der uns in unserem Leben abverlangt wird. Hier findet eine Entwicklung auf eine gänzlich ungewisse Zukunft statt, eine Entwicklung, für die wir kaum Vorbilder kennen, deren Ziel im Dunkeln verborgen liegt. Selbst wenn tiefe gläubige Gewissheit den Menschen bestimmt, so wird doch immer wieder deutlich, dass Momente des Zweifels, der Unsicherheit, der Verzagtheit sich einschleichen und dem Menschen viel abverlangen.

«Hollands langer Schatten»[1] berührt uns derzeit und lässt uns erschrecken. Menschen ertragen diesen Sterbeprozess immer weniger. Er passt nicht in eine Gesellschaft, die sich der Abschaffung von Leid und Schmerz verschrieben hat. Menschen, so die Überlegung nicht nur in unserem Nachbarland, sollen selbst entscheiden können, wann sie ihre Schmerzen, ihr Leiden, d. h. ihren Weg zum Tod abkürzen wollen. Sie bekommen dabei Unterstützung, sie können den Zeitpunkt ihres Todes selbst festlegen. Natürlich ist Schmerz- und Leidensvermeidung ein wichtiges Ziel allen pflegerischen Handelns. Niemand wünscht einem anderen Menschen, dass er sich quälen muss, dass seine Angehörigen verzweifelt und hilflos um ihn herumstehen und mitleiden. Eine gewisse Faszination geht davon aus, dieses Leiden zu verkürzen, da ja nun ein anderes Ende als der Tod doch nicht mehr in Sicht ist.

Wenn wir nun aber davon ausgehen, dass das Sterben selbst ein wichtiger, letztlich unverzichtbarer Entwicklungsprozess im Menschen ist, sein letzter selbstständiger Schritt, so ist es eine sehr simple Lösung, diesen Prozess von außen zu beenden. Im Konzept der Basalen Stimulation, das den Menschen als ein ganzheitliches Wesen sieht, dem Respekt gebührt und das jederzeit für sich Verantwortung trägt und Autonomie lebt, entstehen andere Vorstellungen von Sterbebegleitung. Wenn es gelingt, Menschen dabei zu unterstützen, sich auch in dieser entscheidenden letzten Lebensphase nicht zu verlieren, die Orientierung auf sich selbst zu behalten, die Sinne langsam ausklingen zu lassen und so die Lösung von dieser Welt zu bewältigen, so scheint uns dies wertvoll und wichtig. Die palliative Pflege kann sich nicht nur in einer Schmerzbekämpfung und physiologischen Erleichterung er-

---

1 Titel eines ausgestrahlten Fernsehbeitrages über Sterbehilfe in Holland; A. F.

schöpfen, sie muss darüber hinaus die spezifischen Grundbedürfnisse eines sterbenden Menschen erkennen und ihnen entsprechen.

Die Autorin und der Autor des vorliegenden Buches haben nun versucht, sich mit all diesen Fragen sehr gründlich auseinanderzusetzen und den Pflegenden, aber auch den Angehörigen Hinweise zu geben, wie diese Überlegungen in die Praxis zu übertragen sind. Sie haben aus der eigenen Arbeit Erfahrungen sammeln können, die sie hier weitergeben, nicht als einfache Rezeptur, sondern als ein reflektiertes Arbeiten mit einzelnen Menschen, die es «auf ihrem letzten Weg» zu begleiten gilt. Diese Wege können lang sein und von allen Beteiligten viel Kraft fordern. Stephan Kostrzewa und Marion Kutzner haben sich intensiv mit den Grundfragen und mit dem Konzept der Basalen Stimulation auseinandergesetzt und wagen es mit dieser Publikation, einen wichtigen Bereich der Patientenbeziehung und -begleitung darzustellen.

Ich danke den beiden für ihren Mut und ihr Engagement und wünsche ihnen Leserinnen und Leser in allen beteiligten Berufsgruppen, die ihre Gedanken aufnehmen und in die eigene professionelle Arbeit einfließen lassen.

Ich sah ein Kind mit einer brennenden Kerze.
Ich fragte es nach der Herkunft des Lichts.
Das Kind löschte es und bat:
«Sage du mir, wohin es gegangen ist.» Hassan von Basra

Prof. Dr. Andreas Fröhlich, Landau

Einleitung

Den Tod und das Sterben zu thematisieren, scheint mittlerweile fast in Mode zu kommen. Aus verschiedenen Blickwinkeln wird das Phänomen betrachtet, gedreht, interpretiert, mit Attributen wie «Tabu», «Segregation» oder «Verdrängung» versehen. Unterschiedliche Fachdisziplinen betrachten dieses «Nichtfassbare», versuchen, es zu ergründen, und müssen doch immer wieder an der Unfassbarkeit des Todes scheitern.

Diese Arbeit versucht erst gar nicht, dem Tod ein wenig mehr Helligkeit zu verschaffen, denn bei diesem Versuch würden wir uns in den Bereich der Spekulation begeben und somit den Bereich der Erfahrbarkeit verlassen. Wir begnügen uns mit beobachtbaren, erfahrbaren und nachvollziehbaren Bereichen menschlichen Verhaltens in der Begleitung Sterbender. Es wäre ein Leichtes, einige Übungen (Handgriffe und Techniken) der Basalen Stimulation mit Sterbenden in Form einer *Gebrauchsanleitung* darzustellen, doch würden wir damit unserem Anspruch, die Begleitung und Pflege Sterbender als Verhalten in einer historisch gewachsenen Situation und als prozesshafte, ganzheitliche Beziehungsarbeit anzusehen, nicht gerecht werden.

Gerade dadurch, dass Basale Stimulation mit Sterbenden nicht einem blinden Aktionismus das Wort reden will, wollen wir die Vielschichtigkeit und Prozesshaftigkeit menschlichen Verhaltens in der Situation der Begleitung und Pflege Sterbender aufzeigen. Hierbei wenden wir uns primär an die eigentlichen Experten in Sachen Sterbebegleitung der modernen Gesellschaft, die in Pflegeeinrichtungen Tätigen.

Um es direkt am Anfang zu präzisieren, möchten wir darauf hinweisen, dass nach unserem Verständnis Basale Stimulation nicht ein bloßes «Sich-Verhalten» darstellt, sondern eine Form der Kommunikation ist, die etwas bewirken möchte. Sie kann helfen, die Würde des Sterbenden zu achten, seine Persönlichkeit, seine Einzigartigkeit, seine Eigenarten und seine Verletzlichkeit zu erspüren, zu akzeptieren und zu respektieren. Das Erleben des Sterbens verunsichert häufig die berufliche Rolle von Helfern im Pflegebereich. Ein auf Heilungsaufgaben ausgerichtetes Medizinverständnis (besonders in der Ausbildung zur Krankenschwester/zum Krankenpfleger) engt eine ganzheitliche Sichtweise der Sterbebegleitung vielfach ein. Dadurch rückt an Stelle einer *empathieorientierten Sterbebegleitung* ein rollenspezifisches Verhalten des *überlegenen, allwissenden Betreuers,* der Krankheit bis zuletzt heilen möchte und den nahen Tod nicht akzeptieren kann.

Viele Pflegende tragen die Vorstellung in sich, immer Mut und Hoffnung machen zu müssen und dabei auch immer stark zu sein. Basale Stimulation kann uns (Pflegekräften und professionellen Betreuern und Begleitern) helfen, vom überlegenen, allwissenden Betreuer zum Begleiter des Sterbenden zu werden, indem wir der empathischen Begleitung mehr Bedeutung beimessen.

Wie schon erwähnt, stellt Basale Stimulation in der Pflege Sterbender unter anderem eine besondere Art der nonverbalen Kommunikation dar. Deshalb werden wir uns besonders mit dem Gebiet der nonverbalen Kommunikation mit Sterbenden beschäftigen. Die Notwendigkeit wird von H.-Ch. Piper dahingehend unterstützt, dass er schreibt: «Auf diesem Gebiet fühlen wir uns in der Regel noch hilfloser als auf dem eines Gesprächs.» (Piper 1988: 66). Um einen Menschen emotional zu begleiten, eignet sich die nonverbale Kommunikation besonders gut, was im Verlauf dieser Arbeit noch deutlicher werden wird.

Auch halten wir es nicht für ratsam, den Fokus unserer Betrachtung nur auf den sterbenden Menschen zu richten, denn mindestens genauso wichtig ist die Auseinandersetzung mit dem sozialen Umfeld (z. B. Angehörige und Freunde) wie auch mit in die Pflegeinteraktion involvierten Personen. Gerade Angehörige und Freunde des Sterbenden erfahren, vorausgesetzt, die Basale Stimulation wird von dem Pflegenden nicht nur als reine Pflegetechnik verstanden, durch die Miteinbeziehung in einige Pflegehandlungen mehr Beachtung, und sie lernen hierdurch, mit ihrer eventuell vorhandenen Hilflosigkeit besser umzugehen.

- Ein wesentlicher Teil dieser Arbeit soll und muss aber der sterbenden Person gewidmet sein, da diese den nahen Tod in sich trägt und repräsentiert. Das Sterben eines Menschen ist so individuell wie dessen Leben, weil doch der Sterbende ein «Noch-Lebender» ist. Die ersten Probleme entstehen, wenn es darum geht, die Person des Sterbenden begrifflich zu fassen; d. h. wann beginnt für den Menschen das Sterben?

Der Soziologe Schmied (Schmied 1985: 13 ff.) bietet in Anlehnung an Kastenbaum (1977) vier Definitionen über den Zeitpunkt an, wann ein Mensch als Sterbender zu begreifen ist.

Danach wird unterschieden:

- Sterben beginnt, wenn die Fakten vom Arzt erkannt werden, wenn also der Kranke durch die Erkenntnis des Arztes zum Sterbenden definiert wird, ohne es selber zu wissen. Hier wird der Arzt als so genannter Türsteher bezeichnet, der den Eintritt in die Rolle des Sterbenden regelt.

- Der Mensch ist ein Sterbender, wenn über die tödliche Erkrankung mit den Angehörigen gesprochen wird und diese sich dem Erkrankten, als Sterbenden, gegenüber in bestimmter Form verhalten. Bei dieser Definition ist die soziale Komponente stärker ausgeprägt.

- Wenn der Patient sich der Fakten bewusst wird oder sie akzeptiert, beginnt sein Sterben.

- Sterben beginnt, wenn nichts mehr getan werden kann, um das Leben zu erhalten, wenn der Patient von der Medizin aufgegeben wird.

- Sterben beginnt, wenn der Sterbende anfängt, sich zu verabschieden. – Diese plausible Definition nannte mir eine Schülerin in der Altenpflegeausbildung während eines Sterbeseminars. Anhand dieser Definition wird deutlich, dass Sterben dann beginnt, wenn der Sterbende sich seines nahen Todes bewusst wird, ihn akzeptiert und sich somit verabschieden kann.

Die oben beschriebenen Unterscheidungen machen den Definitionsprozess der beteiligten Personen, einschließlich des Sterbenden und die im weiteren Sinne gesellschaftliche Bedingtheit dieser Statusbestimmung deutlich. Auch dies soll Thema dieser Arbeit sein, *denn Sterben findet nicht im luftleeren Raum statt*, sondern unterliegt ganz konkreten historischen Bedingungen. Daher ist es nötig, über den Umgang mit Sterben und Tod in der modernen Gesellschaft nachzudenken. An dieser Stelle findet dann auch eine kritische Reflexion über *das gute Sterben* in früheren Zeiten ihren Platz.

Im nächsten Schritt wird die besondere Situation, in der sich Sterbende und ihre Begleiter befinden, dargestellt und die Voraussetzungen beschrieben, die für eine Begleitung notwendig sind.

Im weiteren Verlauf dieser Arbeit ist es nötig, den Begriff «Basale Stimulation» zu erklären und das Konzept der Basalen Stimulation nach Andreas Fröhlich zu erläutern. Im Anschluss stellen wir die Übertragung des Konzeptes in die Pflegepraxis vor. Um diesen Übertrag rechtfertigen zu können, ist es notwendig, die Bereiche der Wahrnehmung, Wahrnehmungsveränderungen und Wahrnehmungsstörungen bei sterbenden Menschen zu beschreiben. Die Kenntnis über die Bereiche der Wahrnehmung sind für die Umsetzung der Basalen Stimulation in die Pflege von großer Bedeutung.

Besonderer Raum soll der verbalen und nonverbalen Kommunikation mit sterbenden Menschen und den Kommunikationsstörungen, die durch Wahrnehmungsstörungen auftreten können, eingeräumt werden. Gemäß unserer Profession schauen wir, unter welchen Bedingungen die Anwendung der Basalen Stimulation als besondere Form der Kommunikation mit Sterbenden im Rahmen einer Begleitung möglich ist.

Ausgehend vom Konzept der Basalen Stimulation legen wir dar, dass Basale Stimulation ein wesentlicher Teil der Hospizarbeit sein kann. Gerade weil das Hospizkonzept das ausgereifteste zur Begleitung sterbender Menschen ist, geben wir seiner Genese und Umsetzung in dieser Arbeit einen besonders großen Raum. Auch soll mit einer Weiterentwicklung des Hospizkonzeptes für andere Einrichtungen im Gesundheitsbereich aufgezeigt werden, wie bestehende Strukturen beschaffen sein müssen, um dort ein humanes Sterben möglich zu machen.

Erfahrungen anhand von Fallbeispielen, die wir, aber auch andere Mitarbeiter/innen mit der Basalen Stimulation bei Sterbenden in einem Hospiz gemacht haben, sollen den Lesern verdeutlichen, wie experimentell, innovativ und flexibel die Begleitung Sterbender gestaltet werden kann und muss.

Am Ende dieser Arbeit angelangt, sollte den Lesern deutlich werden, dass Basale Stimulation eine solide Antwort auf die Frage «Was können wir noch tun?» (Kübler-Ross 1978) geben kann.

In dieser Arbeit wird nach unserem Verständnis eine notwendige Synthese zwischen sozialwissenschaftlichen Betrachtungen und der eigentlichen Pflege eingegangen. Sie hat den Anspruch, auftretende Probleme bei der Begleitung Sterbender aufzuzeigen, zu erklären und Lösungsangebote vorzustellen. *Dabei ist es uns immer wieder wichtig, deutlich zu machen, dass Kommunikationsprobleme vor Ort, in der jeweiligen Situation, ein Symptom dafür sind, dass die moderne Gesellschaft den Tod ausgeblendet und an Experten weitergereicht hat.*

1. Gesellschaftliche Bedingtheit des Umgangs mit Sterben und Tod

Wie einleitend erwähnt, findet der Umgang mit Sterbenden und Toten nicht in einem «luftleeren Raum» statt, sondern ist immer in konkrete gesellschaftliche Bezüge eingebettet. Diese historisch gewachsene Situation soll im Folgenden näher beleuchtet werden.

1.1 Gesellschaftlicher Umgang mit Sterben und Tod

Zwar ist der Tod ein biologisches Phänomen, doch durch das Wissen seiner unausweichlichen Existenz ist der Mensch bzw. sind die Menschen genötigt, sich gegenüber der Endlichkeit individuell wie auch kollektiv in einer bestimmten Form zu verhalten.

Dazu de Marchi (1988: 16 f.): «Es gibt den Tod, die Angst vor dem Tod und, beim Menschen, das Bewußtsein vom Tode. Eines Todes, dessen erschreckender Schatten im Körper und im Herzen des Menschen hundertfach vergrößert wird durch die besondere Errungenschaft der menschlichen Psyche: das Bewußtsein; die Fähigkeit oder genauer die Notwendigkeit, an die Zukunft zu denken und sich zu erinnern; schließlich das Bedürfnis nach affektivem Austausch mit den geliebten Personen, das bis hin zum Wunsch nach völliger Verschmelzung gehen kann.» De Marchi geht sogar so weit zu behaupten, dass das Wissen um die Existenz des Todes ein wesentlicher Impuls für das Entstehen von Kultur war (ebd.: 18 ff.).

Für die Behauptung de Marchis spricht, dass zu unterschiedlichen Zeiten und in unterschiedlichen Gesellschaften das Verhalten zum Tod sehr unterschiedlich war und ist. Der kollektive Ausdruck von Trauer beim Tod eines Mitgliedes ist so verschieden wie die Ethnien untereinander. «Auch das Erleben des Todes ist verschieden in verschiedenen Menschengruppen. Es ist ebenfalls gruppenspezifisch und daher veränderlich; mag es auch den Menschen jeder bestimmten Gesellschaft als natürlich und unwandelbar erscheinen, es ist erlernt.» (Elias 1991: 12).

Im Weiteren werden wir einen kurzen Exkurs in die Historie vornehmen, um den Umgang mit Sterbenden und Toten in der vormodernen Gesellschaft aufzuzeigen. Unter vormoderner Gesellschaft soll jenes Kollektiv verstanden werden, das durch landwirtschaftliche Produktion und Konsumtion und durch die Wohnform des *Ganzen Hauses* geprägt war.

In einem zweiten Schritt werden wir dann die Thanatopraxis und die Stellung des Todes in der modernen Gesellschaft – repräsentiert durch die Industrienationen Westeuropas – darstellen.

1.2 Historischer Exkurs über die Situation und den Umgang mit Sterbenden

Vielen populärwissenschaftlichen Arbeiten, die sich mit dem Tod und der Situation Sterbender auseinandersetzen, ist zu entnehmen, dass das Sterben in früheren Generationen eine andere Qualität hatte als jenes in der modernen Gesellschaft. Leider schwingt in dem Zusammenhang eine nostalgische Verklärung mit, die den Blick auf die eigentlichen Wesenszüge traditionellen Sterbens verstellt.

Ein besonders ausgeprägtes Beispiel finden wir bei Kübler-Ross (1987: 11), wenn sie von ihren Kindheiterinnerungen berichtet, in denen vom Sterben eines Bauern berichtet wird.

> Ich erinnere mich an den Tod eines Bauern in meiner Kindheit. Er fiel vom Baum und wurde tödlich verletzt. Seine einzige Bitte, daheim sterben zu dürfen, erfüllte man sofort. Nacheinander rief er jede Tochter ans Bett, um ein paar Minuten mit ihr allein zu sprechen. Trotz großer Schmerzen ordnete er ruhig seine Angelegenheiten und verfügte über das Hab und Gut, das zu Lebzeiten seiner Witwe nicht aufgeteilt werden sollte; er bat jedes Kind, die Arbeiten und Pflichten auf sich zu nehmen, die er bis zu seinem Unfall selbst geleistet hatte. Seine Freunde wurden gebeten, ihn noch einmal zu besuchen, und obwohl ich damals noch klein war, nahm er mich und meine Geschwister von diesem Abschiedsbesuch nicht aus. Wir durften an den Vorbereitungen der Familie und an ihrer Trauer teilnehmen. Als der Bauer gestorben war, blieb er bis zur Beerdigung im Haus, das er selbst gebaut und sehr geliebt hatte, blieb unter Freunden und Nachbarn.

Hier formuliert sich scheinbar das wahre Ideal des selbstbestimmten, bewussten, würdevollen und integrierten Sterbens in der traditionellen Lebensform auf dem Lande.

Betrachtet man hingegen historische Materialien, wie es der Sozialgeschichtler Arthur E. Imhof (1991) anhand von Kirchenverzeichnissen, alten Sterbebüchern und alten Bildern getan hat, zeigt sich eine nüchterne Szenerie, die den traditionellen Umgang mit sterbenden Menschen realistischer abzubilden vermag.

Anschaulich beschreibt Imhof die Funktion der Sterbebüchlein des 15. Jahrhunderts. In einfachen und eindeutigen Abbildungen werden hier auf elf Seiten dem nicht-lesekundigen Betrachter die fünf Versuchungen Sterbender geschildert. Dem gläubigen Betrachter werden auf sechs darauf folgenden Seiten die Möglichkeiten der Anfechtung dieser Versuchungen beschrieben.

Aus der Existenz und der weiten Verbreitung dieser Sterbebüchlein mit dem Titel «Ars moriendi» zieht Arthur E. Imhof folgenden Schluss:

Da in früheren Zeiten breite Schichten der Bevölkerung an Infektionskrankheiten erkrankten, ist es nur schlüssig, dass bei wenig emotionalisierten Beziehungen, wie sie in der Lebensgemeinschaft des *Ganzen Hauses* üblich waren – denn dieses war ein reines Zweckbundnis –, sich die übrigen Mitglieder der Gemeinschaft vom Sterbenden distanzierten, sofern es räumlich möglich war, da mit einer eigenen Infektion zu rechnen war.

Trotzdem war der Lebensabschnitt *Sterben* – wegen mangelnder Intimsphäre – öffentlicher, allgegenwärtig und in den ritualisierten Verhaltensweisen präsent.

Der Tod wurde in der Vormoderne nicht als Schlusspunkt, als Ende allen Seins, angesehen, sondern stellte einen Doppelpunkt dar, er war der Übergang in den Himmel oder in die Hölle. Dem Menschen in der vormodernen Gesellschaft wurde die Sinnstruktur seines Daseins in Bezug zum gesamten Kosmos von der Religion vermittelt (Nassehi/Weber 1989: 272). Der Religion als oberster Sinninstanz oblag es nun in der traditionellen Gesellschaft, den Sinn des Todes den Individuen nahe zu bringen und zu erklären. Auch wenn Condrau das Mittelalter als die Zeit bezeichnet, in der der Tod bewusst vorbereitet wurde und dieses dem Kranken und alten Menschen als *christliche Aufgabe* gestellt war (Condrau 1991: 192), ist doch zu bedenken, dass von kirchlicher Seite her die Todesangst noch gesteigert wurde (Elias 1991: 27 f.).

Die Rolle der Kirche war in der Sterbesituation sehr wichtig, nicht nur weil sie dem Sterbenden seine Endlichkeit erklären konnte, sondern auch weil sie Hilfe anzubieten hatte bei dem «Kampf des Teufels um die Seele des Sterbenden am Sterbebett» (Condrau 1991: 192).

Da der Sterbende dieser Situation alleine und isoliert ausgesetzt war und nach früherem Verständnis der Teufel dieses ausnutzen würde, um der Seele habhaft zu werden, musste es nun eine Möglichkeit geben, wie der allein sterbende Mensch diese existenzielle Bedrohung bestehen konnte.

Hier setzt nun die Funktion des «Ars moriendi» ein; Trost aus einem «Bilderbuch»; erhobener Zeigefinger für verzweifelte Sterbende; streng ritualisiertes Verhalten unter normativem Zwang. Dazu Imhof (1991: 169):

Man glaube zum Beispiel ja nicht, daß alle unsere Vorfahren oder auch nur eine Mehrzahl unter ihnen treu umsorgt und friedlich, umgeben von Dutzenden Angehörigen, Freunden und Verwandten ihre letzte Stunde erlebt hätten.

Im täglichen Leben wurde dem Sterblichen an vielen Stellen das *memento mori* in Erinnerung gerufen. In jeder Messe wurde der Toten gedacht; Bilder des Gekreuzigten standen in den Kirchen, auf Friedhöfen und längs des Weges als Mahnung, an den Tod zu denken. Diese Mahnung wurde vom Priester zusätzlich in die Worte gefasst: «Gedenke Mensch, daß du Staub bist und wieder zu Staub werden wirst.» (Ohler 1993: 31). Oder wie Nassehi und Weber (1989: 114) es formulieren: «Der Stachel des Todes scheint omnipräsent zu sein.» Dies nicht nur durch das *memento mori*, funktionalisiert durch die Kirche, sondern auch, weil der Tod in der traditionellen Gesellschaft größere Bevölkerungsgruppen betraf, da die Risiken, dem Tod in allen Lebensabschnitten zu begegnen, zahlreicher waren.

Es kann gesagt werden, dass in der vormodernen Gesellschaft «das Leben kürzer, die Unkontrollierbarkeit der Gefahren größer, das Sterben oft schmerzhafter, die Schuldangst vor der Strafe nach dem Tod unverdeckter, aber die Mitbeteiligung anderer am Sterben des Einzelnen größer» war (Elias 1991: 28), eben wegen der überwiegenden Form der Lebensgemeinschaft des *Ganzen Hauses*.

1.3 Der soziale Tod in der modernen Gesellschaft

Anhand der Definitionen in der Einleitung der Arbeit, wann ein Mensch als Sterbender definiert werden kann, wurde in der zweiten Definition deutlich, dass die soziale Komponente bei der Situationsbenennung Sterbender evident ist.

Gerade der Begriff des *sozialen Todes* liefert einen Kritikpunkt am Umgang mit Sterbenden durch die moderne Gesellschaft, der im Weiteren genauer thematisiert werden soll.

Erstmals wurde der Begriff des *sozialen Todes* vom Goffman-Schüler David Sudnow gebraucht, der den Begriff allerdings sehr eng definiert: «Zumindest provisorisch kann man beim Tod drei Kategorien unterscheiden: den *klinischen Tod*, der vom Arzt anhand bestimmter Symptome konstatiert wird, den *biologischen Tod*, der sich durch das völlige Erlöschen des Zellmetabolismus definieren ließe, und den *sozialen Tod*, der sich [...] durch den Zeitpunkt bestimmen lässt, von dem ab der – klinisch und biologisch noch lebende – Patient im Wesentlichen als Leiche behandelt wird.» (Sudnow 1973: 98). Im Weiteren beschreibt Sudnow das Phänomen des *sozialen Todes* am Beispiel einer Krankenschwester eines amerikanischen Krankenhauses, die versucht, einer sterbenden Patientin kurz vor Eintritt des Todes schon die Augenlider zu schließen, denn sie versuche immer, «die Lider schon vor Eintritt des Todes zu schließen, solange das noch keine Schwierigkeiten macht» (ebd.).

Von Sudnow wird der Begriff des *sozialen Todes* dahingehend konkretisiert, dass er feststellt: «Der *soziale Tod* tritt in dem Augenblick ein, in dem die sozial relevanten Attribute des Patienten für den Umgang mit ihm keine Rolle mehr spielen und er im Wesentlichen schon als *tot* betrachtet wird.» (ebd.).

Nur in diesen klar benennbaren Situationen und Handlungsmustern sieht Sudnow den *sozialen Tod*, obwohl ihm durchaus bewusst ist, dass der Begriff auch eine weitere Interpretation zulässt (ebd.: 99), die im Folgenden bei Wittkowski dargestellt werden soll und die für unseren Anspruch, *Basale Stimulation ist nonverbale Kommunikation,* relevant ist.

Wittkowski (1978: 113) fasst den Begriff wesentlich weiter als Sudnow, wenn er schreibt:

> Ein tatsächlich (noch) lebender Mensch ist sozial tot, wenn er mit anderen Menschen und besonders mit Bezugspersonen nicht (mehr) kommuniziert und in Interaktion steht und wenn seine Bekannten, Freunde und Verwandten sich ihm gegenüber so verhalten, als existiere er nicht (mehr).

Im Gegensatz zu Sudnow geht es Wittkowski nicht um die zeitliche Vorwegnahme einiger Handlungsmuster beim vermeintlichen Eintritt des Todes, sondern um die gesellschaftliche Produktion einer *sozialen Leiche.* Diese weitgefasste Definition umfasst eine viel größere Zeitspanne, in der ein lebender Mensch *sozial tot* ist. Hier, in der Wittkowski'schen Begriffsfassung, erhält das gesamte soziale Umfeld des Sterbenden eine aktive Definitionsleistung zugesprochen.

Wodurch nun eine Situation, wie sie Wittkowski beschreibt, entstehen kann, soll im Weiteren erläutert werden.

Eine Erklärung für eine sozial vorstrukturierte Kommunikationslosigkeit und Isolierung des Sterbenden kann anhand des Interaktionsmodells von Glaser und Strauss verdeutlicht werden (Glaser/Strauss 1995). Hier werden vier verschiedene Bewusstseinskontexte (engl.: *awareness context*) unterschieden, die erklären sollen, auf welchen Ebenen Sterbende, Angehörige und Fachpersonal *behindert* miteinander kommunizieren, auf Grund unterschiedlichen Wissens bezüglich der infausten Prognose:

1. *Unkenntnis des bevorstehenden Todes*: Der Sterbende wird vom Krankenhauspersonal wie auch von den Angehörigen nicht über den nahen Tod informiert (ebd.: 22 ff.).

2. *Argwohn*: Der Patient ahnt sein nahes Sterben, die ihn umgebenden Personen meiden jedoch eine klare Antwort (ebd.: 38 ff.).

3. *Wechselseitige Täuschung*: Der Sterbende und das Personal sind über die Situation im Bilde, vermeiden jedoch ein offenes Gespräch (ebd.: 53 ff.).

4. *Offenheit*: Alle in die Situation involvierten Personen sprechen über den nahen Tod (ebd.: 98 ff.).

Der Soziologe Klaus Feldmann (1990: 108) bemerkt dazu:

> Die Entwicklung in Krankenhäusern ist wohl von den ersten beiden Formen der
> Unkenntnis und des Argwohns immer stärker zur wechselseitigen Täuschung überge-
> gangen.

An dieser Stelle muss der Befürchtung Ausdruck verliehen werden, dass, bevor der
physische Tod dem Sterbenden begegnet, ihn im Krankenhaus und ähnlichen Einrichtungen zuvor der *soziale Tod* ereilt. Oder mit Ariès (1991: 753) gesprochen:

> Der Tod gehört nicht mehr dem [...] Sterbenden, auch nicht der Familie, die von ihrer
> Unfähigkeit überzeugt worden ist. Er wird reguliert und organisiert von einer Bürokratie,
> die sich bei aller Kompetenz und menschenfreundlichen Absicht nicht daran hindern
> läßt, den Tod als ihre Angelegenheit zu betrachten, als eine Sache, die im Interesse der
> Allgemeinheit so wenig wie möglich stören soll.

Diese provozierende Behauptung soll in einem weiteren Schritt über die Behandlung der gesellschaftlichen Verdrängung des Todes in der modernen Gesellschaft
erhärtet und begründet werden.

1.4   Die gesellschaftliche Verdrängung des Todes

Wird der Begriff «Verdrängung» benutzt, meint diese Terminologie in der Regel
einen der Abwehrmechanismen aus der Psychoanalyse.

> Abwehrmechanismen sind Methoden des ICH, den Ansprüchen des ES (hemmungsfreie
> Triebbefriedigung) entgegenzutreten, so daß keine Konflikte mit dem ÜBER-ICH und
> der Realität zustande kommen können. (Arnold et al. 1987: 16)

Sprechen wir hingegen von gesellschaftlicher Verdrängung, so ist die Freud'sche
Terminologie wenig dienbar.

Zwar kann die Tatsache des Todes im jeweiligen Individuum Abwehrmechanismen auslösen, jedoch erklärt diese Reaktion nicht die gesellschaftliche Ebene, die
zur Ausblendung des Todes aus dem Bewusstsein der modernen Gesellschaft führt.

Wenn wir uns die vormoderne Lebensform des *Ganzen Hauses* noch einmal vor
Augen halten, können wir sehen, dass der vormoderne, traditionelle Mensch in ein
festes Gefüge von Regeln, Ritualen und Handlungsweisen eingebunden war. Die
Einhaltung der Regeln wurde durch das enge Sozialgefüge kontrolliert.

Als oberste Instanz der Kontrolle dieser Einhaltung fungierte die Religion mit
ihrer Institution Kirche. Ihr oblag es auch, dem vormodernen Menschen die Sinn-
haftigkeit der Lebenszusammenhänge zu erklären und zu begründen. Hier gab es
die Erklärung und Begründung für die profanen Dinge des Lebens, aber auch für

die transzendenten Bezüge des Menschen (Berger/Luckmann 1993: 102). Für den Sinn des Todes wie auch des Lebens gab es nur eine Deutung.

> In traditionellen Gesellschaften hatten symbolische Sinnwelten oberste Priorität, sie waren also in eine hierarchische Wissensdistribution gestuft und schlossen alle anderen Sinnwelten mit ein. (Nassehi/Weber 1989: 272)

War der vormoderne Mensch nun in eine vertikale Sinnschichtung integriert, die durch die oberste Instanz Kirche/Religion abgeschlossen war, gilt dieses für den modernen Menschen nicht mehr.

Frei von Leibeigenschaft, frei in der Wahl des Wohnortes, frei in der Wahl des Lebensentwurfes und frei von Religion ist der moderne Mensch nun einer horizontalen Sinnanordnung angepasst, die in kein alle Lebensbereiche umfassendes, übergeordnetes Ganzes eingebettet ist, denn *Religion an der Werkbank und auf dem Sportplatz macht keinen Sinn.*

Das bedeutet: Kein Teilsystem der modernen Gesellschaft, weder Religion noch Wirtschaft noch Politik noch Wissenschaft noch Familie etc. kann die symbolischen Sinnwelten ersetzen.

Nur: Welches Teilsystem der modernen Gesellschaft erklärt dem modernen Menschen nun sein Dasein und vor allem den Sinn seines Todes?

Nach der Entzauberung der Welt hat die Religion an Autorität verloren. Ein freier Markt an Angeboten der Heilsbotschaften hat sich breit gemacht, sodass das moderne Individuum sich seinen eigenen Sinnzusammenhang selber konstruieren muss.

Nur ergibt sich daraus noch lange keine zwischenmenschliche Kommunizierbarkeit des Todes und keine verbindlichen kollektiven Sinnangebote, die den meisten modernen Menschen das Unfassbare fassbar machen.

Da der moderne Mensch seine Funktionen in der modernen Gesellschaft als Rollenträger wahrnimmt und er als solcher austauschbar ist, bleibt das Kollektiv unberührt beim Tod des einzelnen Menschen. Institutionen, Organisationen und ganze Gesellschaften sind unabhängig von einzelnen Personen, *sie werden weiter existieren auch wenn einzelne Menschen versterben*; das öffentliche Leben hält noch nicht einmal den Atem an.

Nassehi und Weber (1989: 274) bringen den gesellschaftlichen Verdrängungsbegriff auf den Punkt, wenn sie schreiben:

> Die gesellschaftliche Verdrängung des Todes wird dadurch konstituiert, daß die Übermacht der funktionalen Teilsysteme der Gesellschaft eine öffentliche Sinngebung des Todes strukturell nicht zulassen kann, weil die gesellschaftliche Vernischung des Todes für die Selbstreproduktionsprozesse der Teilsysteme und ihrer Handlungsimperative funktional ist.

Die Motivation, sich täglich um sechs Uhr aus dem Bett zu quälen, um einen 8-Stunden-Tag im Büro zu verbringen, funktioniert über Belohnungsprozesse –

z. B. Status, Geld und Besitz –, aber nicht über ein mögliches allgegenwärtiges *memento mori*.

Die War der Tod als Androhung, funktionalisiert durch die Kirche, in der vormodernen Gesellschaft notwendig zur Disziplinierung der Gesellschaftsmitglieder, so wäre ein *memento mori* in der modernen Gesellschaft kontraproduktiv, störend, demotivierend.

1.5 Orte des Sterbens

Durch zunehmende Differenzierung der Lebensbereiche, durch eine Pluralität der Lebensentwürfe und durch eine Entbindung von traditionellen Orientierungen ergibt sich für den Menschen der modernen Gesellschaft das Problem, dass zum einen wichtige Lebensereignisse in ausgelagerten Spezialeinrichtungen – z. B. Schule, Berufsstätten, Krankenhaus, Altenpflegeeinrichtungen etc. – verrichtet werden und zum anderen jeder Mensch die Freiheit, aber auch die Qual der Sinnbestimmung des eigenen Lebens, einschließlich der Auseinandersetzung mit der Endlichkeit, finden muss und kann.

Auch wenn die moderne Gesellschaft in ihrer *Machbarkeitseuphorie* den Blick auf Innovation, Wachstum und Potenz richtet, darf nicht vergessen werden, «daß jedes menschliche Gemeinwesen die strukturelle Endlichkeit des individuellen menschlichen Lebens in seine symbolischen Sinnstrukturen integrieren muß ...» (Nassehi/Weber 1989: 11) und dass die Bedingungen, unter denen gestorben wird, an dem gemessen werden müssen, was entsprechend der Ressourcen einer Gesellschaft möglich wäre.

Genau aus diesem Punkt ergibt sich das eigentliche Politikum des Phänomens *Tod*, denn die Moderne muss sich fragen lassen, ob das, was sie dem Sterbenden an Bedingungen zu bieten hat, das ist, was ihren faktischen Möglichkeiten entspricht.

Oder anders gewendet:

Die Humanität einer Gesellschaft muß sich daran messen lassen, wie sie mit ihren Alten und Sterbenden umgeht.

Um diese Problematik näher beleuchten zu können, werden im Folgenden Organisationen der modernen Gesellschaft vorgestellt und betrachtet, die vornehmlich mit der Betreuung und Versorgung sterbender Menschen beschäftigt sind: das Krankenhaus und das Altenpflegeheim.

1.5.1 Die Rolle des Todes im Krankenhaus

Da heute zumeist nicht mehr öffentlich gestorben wird, sondern im Verdeckten, möchten wir den Blick auf eine Einrichtung der modernen Gesellschaft richten, die exemplarisch ist für die Thanatopraxis der modernen Gesellschaft: das Krankenhaus.

> Das moderne Krankenhaus, eine hochspezialisierte, technisierte, strukturell komplexe und mit unterschiedlichsten Aufgaben betraute Organisation, ist in der modernen Gesellschaft mehr und mehr zum Ort des Sterbens geworden. (Nassehi/Weber 1989: 231)

Gemäß Stracke-Mertes (1994: 258) ist davon auszugehen, dass 67 bis 76 % der Sterbenden im Krankenhaus und 20 bis 30 % im Altenheim versterben.

Obwohl nun das Krankenhaus *die* Sterbeorganisation der modernen Gesellschaft ist, begreift es sich nicht als solche, und folglich bleiben die Bedürfnisse sterbender Menschen in dieser Einrichtung unbefriedigt. Ist das Ziel der Organisation Krankenhaus ausgerichtet auf Heilung, Genesung und Wiederherstellung der Arbeitskraft, muss der Tod und zwangsläufig auch der Sterbende als störender Stachel empfunden werden.

Wie geht nun die Organisation Krankenhaus mit einer Störung der Arbeitsablaufoptimierung um? Eine analytische Betrachtungsweise finden wir bei dem Soziologen Luhmann, wenn er schreibt: «[...] so können störende Umwelteinwirkungen [nach dem Luhmann'schen Verständnis ist der Tod nicht Bestandteil des Systems Krankenhaus, da er nicht dessen systemischem Sinn entspricht, er ist somit ein störender Umwelteinfluß auf dieses System; Anm. der Autoren] in Teilsysteme abgekapselt und neutralisiert werden». Und: «Auftauchende Probleme betreffen [dann] nicht mehr alle Mitglieder in gleicher Weise und verbrauchen nicht mehr die Zeit aller, sondern sie betreffen und beschäftigen nur noch bestimmte Rollenträger oder Teile [...]» der Organisation, zum Beispiel Spezialisten (Luhmann, in: Willke 1993: 95).

Veranschaulicht an der Organisation Krankenhaus könnte man nun die Luhmann'sche Lesart dahingehend übertragen, dass man vermuten kann, dass das Auftreten von Hospizen und Palliativstationen den systemischen Sinn haben, den Stachel des Todes einzukapseln und dadurch für die Gesamtorganisation Krankenhaus zu neutralisieren.

> Der Tod findet seinen Platz in der modernen Gesellschaft bei Spezialisten und Experten in separierten Einrichtungen, die unter anderem die Funktion haben, das große System Gesellschaft funktionsfähig zu erhalten.

Oder mit Elias (1991: 38) gesprochen:

> Niemals zuvor in der Geschichte der Menschheit wurden Sterbende so hygienisch aus der Sicht der Lebenden hinter die Kulissen des gesellschaftlichen Lebens fortgeschafft; niemals zuvor wurden menschliche Leichen so geruchlos und mit solcher technischen Perfektion aus dem Sterbezimmer ins Grab expediert.

1.5.2 Das Sterben im Altenpflegeheim

Haben wir oben den Hauptsterbeort Krankenhaus betrachtet, wenden wir uns nun einer Einrichtung der Moderne zu, die durch das wissenschaftliche Interesse sehr wenig erhellt ist: dem Altenpflegeheim.

Obwohl hier nur ca. 5 % aller Senioren leben, sterben voraussichtlich 20 bis 30 % aller alten Menschen in dieser Einrichtung und zwar, weil die Wahrscheinlichkeit, in ein Pflegeheim zu ziehen, um dann dort zu versterben, mit zunehmendem Alter steigt. Trotz der Einschätzung, dass die Heimbewohner mit großer Wahrscheinlichkeit im Altenpflegeheim versterben werden, ist eine Auseinandersetzung dieser Einrichtung und der dort befindlichen Personengruppen mit dem Tod kaum gegeben.

> Viele Heimbewohner/innen ziehen erst sehr spät, teilweise erst im letzten Drittel des chronischen Sterbens ins Altenheim ein. Ja, fast muß man sagen: Sie werden ins Altenheim eingezogen, da eine aktive Mitbestimmung in den seltensten Fällen noch möglich ist. (Krey 1999: 67)

Außer dass Sachzwänge – zu enge Wohnungen; Berufstätigkeit der Kinder; der Wunsch nach innerer Nähe bei äußerer Distanz etc. – einen Einzug ins Heim mitbestimmen, stellt sich noch ein Kommunikations- und Abstimmungsproblem, da wegen einer häufig anzutreffenden Demenz der Heimbewohner eine Auseinandersetzung mit der Zäsur *Heimeinzug* kaum möglich ist.

Somit kann konstatiert werden, dass der Heimeinzug häufig mit Verlust der Identität, mit Verlust des persönlichen Hab und Guts und einer Reduktion des Status verbunden ist, was letztendlich zu einem sozialen Tod führen kann.

Auch wenn über vereinzelte Fort- und Weiterbildungen, aber auch über die Curricula der Altenpflegeausbildung, das Thema «Umgang und Versorgung Sterbender und Toter» Einzug hält in das Berufsfeld Altenpflege, ist die Praxis vor Ort gekennzeichnet durch ein hohes Maß an Improvisation.

Dies wird zudem durch die brisante Tatsache verstärkt, dass die Verweildauer der Heimbewohner/innen immer kürzer wird, die Heimbewohnerklientel immer multimorbider in die Einrichtungen kommt und die Bedingungen der Pflegesituation immer rigider den Marktansprüchen ausgesetzt sind.

Langenkamp (1994: 30 f.) bringt die Problemlage dahingehend auf den Punkt, indem sie schreibt:

«Sterbende begleiten in der stationären Altenhilfe heißt: Umgehen mit dreifachem Mangel:

- Mangel an unterstützenden Angehörigen

- Mangel an institutionellen Ressourcen (Zeitmangel; unzureichende Räumlichkeiten; fehlende Organisationsformen u. v. m.)

- Mangel an allgemein verbindlichen ethischen Richtlinien; allgemein akzeptierte ethische Entscheidungs- und Handlungsgrundlagen für die Versorgung des Sterbenden; religiöse Überzeugung ist zur Privatsache geworden; medizinische Berufsethik orientiert sich noch oft am Ziel der Erhaltung des Lebens unter allen Umständen u. v. m.»

Schlussfolgernd fasst Langenkamp (ebd.) die Problematik der Sterbebegleitung im stationären Altenpflegebereich wie folgt zusammen:

Solange uns eine gesellschaftliche Übereinkunft über den Begriff des Alterns und Sterbens in Würde fehlt, und solange die finanziellen und organisatorischen Mittel für die Sicherung dieses Ziels nicht bereitstehen, bleibt es die Sache des einzelnen Mitarbeiters, durch Mehrarbeit und verstärkte Anstrengung in persönlicher Verantwortung die Anteile an der Begleitung Sterbender zu übernehmen [...].

Dass dies so ist, belegt 1997 eine Befragung von 31 examinierten und nicht-examinierten Mitarbeitern der stationären Altenhilfe. Zum einen stellte sich klar heraus, dass für die Sterbebegleitung ein höherer Zeitaufwand nötig war, als die Einstufung der Bewohner hergab, und «insbesondere die Betreuung nur geleistet werden [kann], indem das Personal freiwillig Mehrarbeit leistet» (May 1997: 30).

Zusammenfassend kann das Sterben im Altenpflegeheim dahingehend charakterisiert werden:

- eine immer kürzere Verweildauer der neuen Pflegeheimbewohner

- daraus folgernd eine häufigere Konfrontation aller Beteiligten mit dem Thema Tod, Sterben und Trauer

- ebenfalls daraus folgernd eine geringere Vorlaufzeit, um den Bewohner kennen zu lernen und biografische Pflege zu leisten

- eine Multimorbidität der Pflegeheimbewohner/innen und somit auch der Sterbenden

- dadurch bedingt ein immer höherer Anspruch an die Fachlichkeit des examinierten Personals und ein größerer Bedarf an Kooperation aller beteiligten Professionen

- eine Zunahme an dementen Sterbenden, verbunden mit der Unfähigkeit, zu wissen, wie der Demente sein Sterben erlebt und verarbeitet

- und aus allem zusammen folgend: eine qualitative Veränderung der Einrichtung Altenpflegeheim zu einer gerontopsychiatrischen Sterbewelt.

Die Orientierung des SGB XI trägt noch das Übrige bei, wenn es den ambulanten Bereich protegiert, was dazu führt, dass die zukünftige Altenpflegeheimklientel immer später in die Einrichtung kommt, was wiederum Einfluss hat auf die Verweildauer und den zukünftigen Pflege- und Behandlungsbedarf.

Die Konsequenzen für Bewohner, Mitarbeiter und Altenpflegeheim werden deutlich:

- Für die Bewohner:
  Die Bewohner sind dann schon mehrfach erkrankt und haben einen gesteigerten Pflegebedarf. Sie sind in der Regel weiblich, immer älter, daher eher dement und haben weniger Möglichkeiten, sich auf dieses existenzielle Lebensereignis *Heimeinzug* vorzubereiten und es zu verarbeiten, was dazu führen kann, dass sogar Verwirrtheit als Folge des Heimeinzugs auftritt bzw. verstärkt wird. Auch muss in diesem Zusammenhang bemerkt werden, dass im ersten Monat nach der Heimübersiedlung 14 % der neuen Bewohner versterben, in den ersten drei Monaten 33 % und in den ersten sechs Monaten 46 % (Bickel/Jaeger 1986), was nicht nur ausschließlich durch die Mehrfacherkrankungen der neuen Heimbewohner zu begründen ist, sondern auch mit dem kritischen Lebensereignis *Heimeinzug*.

Es ist davon auszugehen, dass statistisch gesehen etwa alle zwei Jahre die Bewohner eines Wohnbereichs verstorben sind.

- Für die Mitarbeiter im Pflegebereich:
  Mitarbeiter der Pflege sind immer häufiger mit dem Thema Sterben, Tod, Siechen, Leiden und Trauer konfrontiert.[2]
  Durch den späten Heimeinzug ergibt sich für die Pflegemitarbeiter/innen eine neue Qualität der Arbeit. Sie leisten vermehrt *Restpflege*, soll heißen, präfinale

---

2   Meine Untersuchung hat gezeigt, dass ca. 25 % der examinierten Mitarbeiter/innen vor Beginn der Ausbildung nicht wussten, wie häufig sie mit dem Thema Tod und Sterben konfrontiert werden würden. Die hier zitierten Ergebnisse entstammen einer empirischen Untersuchung, die im Rahmen einer Dissertation durchgeführt wurde, in welcher examinierte Pflegekräfte und Schüler/innen von Fachseminaren aus Duisburg, Mülheim und Oberhausen befragt wurden zum Umgang mit Tod und Sterben in der stationären Altenpflege. – S. K.

Pflege, also Pflege Sterbender. Zudem werden durch die dichte Pflegeinfrastruktur im häuslichen Bereich die Krankheitsbilder der neuen Heimbewohner immer komplexer und der Behandlungsbedarf immer umfangreicher und fachlicher.

Ebenfalls haben Mitarbeiter der Pflege als Folge des späten Heimeinzuges und einer eventuellen Demenz kaum Möglichkeiten, eine Beziehung zum Bewohner aufzubauen im Sinne der biografischen Pflege, was wiederum bedeutet, dass kaum Beziehungspflege geleistet werden kann, woraus dann wiederum eine vermehrte somatische Orientierung resultiert, denn bei den Belangen des Körpers fühlen sich die Mitarbeiter sicherer als bei den kommunikativen Belangen.[3]

Verständlich wird dann auch der Wunsch nach Sicherheit beim Erkennen der Bedürfnisse, Wünsche und Erwartungen des Sterbenden und bei der Kommunikation mit ihm. Dieses Problem verstärkt sich besonders vor dem Hintergrund der Demenz, da sie eine Kommunikation zwischen dem Sterbenden und dem Begleiter zusätzlich erschwert.

Auch wenn wissenschaftliche Arbeiten gezeigt haben, dass Pflegekräfte immer routinierter werden, je häufiger sie dienstlich mit sterbenden und toten Menschen zu tun haben, muss im Gegenzug gesagt werden, dass die Angst und Furcht vor dieser Situation im privaten Bereich antiproportional wächst (Ochsmann 1993). Es ist damit zu rechnen, dass diese steigende Beanspruchung die Fluktuation der Mitarbeiter im stationären Bereich erhöhen wird.

Daraus ergibt sich ein steigender Bedarf nach Qualitätssicherung im Sinne von Fortbildung, fachlicher Beratung und Supervision für die Themen «Sterbebegleitung», «palliative Pflege» und «Umgang mit Demenz».[4]

Diese Ergebnisse sollen deutlich machen, dass Altenpflege kein – im eigentlichen Sinne – gewöhnlicher Job ist, sondern die einzelne Pflegekraft immer wieder mit für sie existenziellen Themen konfrontiert wird, auf die sie reagieren muss. Das psychische Gleichgewicht steht dadurch täglich zur Disposition, was wiederum Einfluss hat auf die Fluktuation im Berufsfeld Altenpflege.

- Für das Altenpflegeheim:
  «Das Altenpflegeheim wird immer mehr den Charakter einer Einbahnstraße bekommen, auf der sich alte pflegebedürftige Menschen bewegen, an denen sich der ambulante Pflegedienst abgearbeitet hat, um sie nun weiterzureichen an den

---

3 Fast ein Drittel der von mir befragten Mitarbeiter gaben als Grund für die eigene Unsicherheit an, nicht zu wissen, was der Sterbende von ihnen erwartet. – S. K.

4 80 % der befragten Mitarbeiter meiner Untersuchung sagen klar, dass sie sich häufiger mit dem Thema Tod beschäftigen, seit sie in der Altenpflege beschäftigt sind. Fast zwei Drittel der Befragten geben an, dass der Umgang mit Tod und Sterben ihnen zeigt, was wirklich wichtig ist im Leben, und fast drei Viertel der Probanden äußern, dass der häufige Kontakt mit dem Tod sie über den Sinn des Lebens nachdenken lässt. – S. K.

stationären Altenpflegesektor.» (Frieling-Sonnenberg 2000: 27 f.). Auch ist zu verzeichnen, dass das klassische Altenheim zunehmend dem Altenpflegeheim weicht, mit einer zunehmend gerontopsychiatrischen Klientel.

Natürlich wird im Altenpflegeheim nicht nur gestorben, aber auch, und das immer häufiger und vor allem dement. Dadurch wandelt sich der Charakter der Einrichtung, und auch das Bild, das die Öffentlichkeit vom Altenpflegeheim hat, wird spürbar beeinflusst.

Die Unsicherheit im Umgang mit dem Thema «Tod und Sterben» ist in vielen Einrichtungen deutlich zu erkennen. Häufig finden wir eine fast schon abgesprochene Sprachlosigkeit vor. Kommt der neue Heimbewohner über den Haupteingang in die Pflegeeinrichtung, verschwindet er, wenn er verstorben ist, still und leise durch den Hinterausgang, eingepackt in einen dezenten grauen Plastiksack oder auf einer Bahre mit Aluminiumdeckel liegend, dem so genannten *Silberpfeil.*

Sein Tod spricht sich hinter vorgehaltener Hand irgendwie im Wohnbereich herum, bis es auch der letzte Mitbewohner vernommen hat. Es gibt:

- keine offene Mitteilung

- keine kollektive Verabschiedung

- keinen Platz für kollektive Trauer

- aber dafür die allgemeine Furcht, im Todesfall ebenfalls still und leise abtransportiert zu werden.

Die Mitarbeiter/innen müssen auf private Verarbeitungsmechanismen zurückgreifen, da die Einrichtung sich professionelle Hilfe z. B. in Form von Supervision nicht leisten kann oder möchte.

Auch der behandelnde Arzt bzw. Hausarzt verfügt auf Grund seines Studiums meist nicht über eine ausgesprochene Kompetenz in Sachen Sterbebegleitung, denn palliative Aspekte oder psychosoziale Inhalte für den Umgang mit Sterbenden respektive Dementen vermittelt das Medizinstudium nicht.

1.5.3 Exkurs: Sterbebegleitung bei Dementen

Hat das Thema «Sterben, Tod, Sterbebegleitung und Trauer» in den letzten Jahren inflationäre Züge angenommen, kann anhand des bestehenden Materials zum Thema «Sterbebegleitung bei Dementen» kein gleichwertiges Interesse konstatiert werden. Es bedarf schon einer intensiven Literaturrecherche im anglo-amerikanischen Bereich, um brauchbares aussagekräftiges Material zu erhalten (Volicer/Hurley 1998).

Zurzeit leben in Deutschland 1,1 bis 1,3 Mio. Menschen (Max-Bürger-Institut für Altersforschung 1997: 5), die an chronisch degenerativen Hirnerkrankungen – primären, wie auch sekundären Demenzen – leiden. Bis zum Jahr 2010 erfährt diese Zahl noch eine Steigerung um weitere 30 %. Obwohl zurzeit in Deutschland nur jeder fünfte Demente in einem Altenpflegeheim lebt, ist über die Hälfte aller Pflegeheimbetten durch sie belegt.

Wird im Zusammenhang mit Sterben und Tod von einer Verdrängung und Tabuisierung in der modernen Gesellschaft gesprochen, wird die *Unberührbarkeit* des Sterbenden durch das Phänomen *Demenz* noch um ein Weiteres gesteigert.

Dieser Problematik liegen zwei Entwicklungen zu Grunde:

- Es wird in der heutigen Gesellschaft immer häufiger in Einrichtungen wie dem Krankenhaus und dem Altenpflegeheim gestorben, also in den Händen der dazu professionell Befugten, und somit gehört für viele Laien Sterben nicht mehr zu einer Primärerfahrung.

- Vielen Menschen ist das Krankheitsbild Demenz nicht zugänglich und verständlich, d. h. der demenziell Erkrankte ist dem *Normalitätsverständnis* des Durchschnittsbürgers, also auch jenem der Angehörigen, fremd, ja unheimlich.

Beides führt dazu, dass der sterbende Demente von Angehörigen als besonders weit entrückt erlebt wird.

Ist das Thema «Sterben der Eltern» für viele Kinder eine existenzielle Zäsur im Leben, wird dieses Phänomen noch dramatischer erlebt unter der «Geißel der Wesensveränderung» des Dementen. Das Sterben beginnt für den Angehörigen somit schon viel früher, nämlich dann, wenn der alte Mensch beginnt, sein Wesen zu verändern, seine Orientierung zu verlieren, gemeinsame Erinnerungen, Wünsche und Zukunftspläne nicht mehr zu besitzen. Der biologische Tod des alten dementen Menschen ist somit das Ende einer langen, in Isolation gelebten, mit Unverständnis umgebenen und schmerzhaften Odyssee für pflegende und betreuende Angehörige.

Hat der alte, demente und sterbende Mensch nun seine letzte Wohnstätte im Altenpflegeheim erreicht, unterliegt er häufig einer vierfachen Isolation:

- Isolation auf Grund der Demenz, die den Dementen in seiner eigenen Welt leben lässt

- Isolation, weil er Sterbender ist und viele Begleiter Berührungsängste mit dem Thema «Tod und Sterben» haben

- Isolation durch sein soziales familiäres Umfeld, da dieses sich die Wesensveränderung durch Demenz nicht erklären kann und somit das Unverständliche meidet, indem es den sterbenden Dementen meidet

- Isolation durch die Einrichtung Altenpflegeheim, da dieses orientiert ist am *Normalen und Funktionalen* und die Eigenheiten des Dementen die Ablaufoptimierung durchkreuzt. Dies um so mehr, je größer die Einrichtung ist.

Dieser Exkurs soll helfen, Möglichkeiten aufzuzeigen, wie dem sterbenden Dementen und seinem sozialen Umfeld ein entsprechender *Raum* im Altenpflegeheim eingerichtet werden kann, damit dieser *entrückte* Mensch in Vertrauen, ohne Angst und in Geborgenheit sein Sterben leben kann.

Wir wollen aber schon am Anfang die Erwartungen an ein einfaches Rezept zur Betreuung sterbender Dementer dämpfen, da ein Zugang zur Erlebniswelt des Dementen nur über Interpretation, Intuition, Empathie und Kreativität möglich ist.

Orientierung finden unsere Ausführungen unter anderem im Hospizkonzept, da dieses den Sterbenden und sein soziales Umfeld individuell berücksichtigt und Handlungsmaximen aufzuzeigen vermag.

Was erlebt der sterbende Demente?

An dieser Stelle soll nicht die Genese, Epidemiologie oder Differenzialdiagnose einzelner Demenzformen im Vordergrund stehen, denn die Begleitung dementer Sterbender erfordert, sich dem Wesen der Demenz zu nähern, also phänomenologisch diesen Erlebenszustand zu erfassen. Dieser Zugang kategorisiert eben nicht einzelne Persönlichkeiten zu einem Fall von z. B. Seniler Demenz vom Alzheimertyp – SDAT – oder von einer Multi-Infarkt-Demenz – MID –, sondern veranschaulicht die Erlebenswelt und die Reaktionsweisen von dementen Individuen. «In ihren Schuhen ein Stück zu laufen» kann uns helfen, ihre Bedürfnisse und Wünsche am Lebensende zu erfassen und geeignete Bedingungen für eine individuelle Begleitung zu entwerfen.

Was können wir über die Erlebenswelt des sterbenden Dementen aussagen?

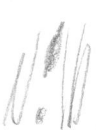

- Der Demente ist nicht fähig, seine Biografie aufzuarbeiten und eine Bewertung seines Lebens vorzunehmen. Er kann keine Lebensbilanz ziehen, was wir häufig als wichtiges Bedürfnis orientierter Sterbender beobachten können.

- Das bedeutet ebenfalls, dass der sterbende Demente sein Schulderleben und die versäumten Augenblicke nicht aufarbeiten kann.

- Der Demente ist bei abnehmender Kompetenz extrem abhängig von seiner sozialen Umwelt.

- Trotz zunehmender Demenz bleibt ein Persönlichkeitskern vorhanden.

- Auch der Demente hat Bedürfnisse, die da sind: Nahrung, Geborgenheit, Ausscheidungen, Sexualität, Sicherheit, Kommunikation und Selbstverwirklichung.

- Es ist davon auszugehen, dass der sterbende Demente seine Situation intuitiv erfasst. Dies kann einhergehen mit Angst, die sich zeigt in aggressivem Verhalten, in Unruhe, einem erhöhten Muskeltonus, Tachykardie, Tachypnoe und vermehrter Kontaktkontrolle durch ständiges Rufen und Schellen.

- Ein immer wieder zu beobachtendes Phänomen ist die geistige Klarheit eigentlich Dementer kurz vor dem Tod.

- Demente können häufig die Zeremonien religiöser Praxis erfassen, da hier mit bekannten Ritualen und Symbolen gearbeitet wird. Hier ist es wichtig, den religiösen Dementen in diesen Sinnzusammenhang mit einzubeziehen.

- Der Demente kann mit zunehmender Demenz den semantischen Anteil der verbalen Kommunikation immer weniger erfassen, dadurch wird der nonverbale Anteil, Blickkontakt, Körperhaltung und Tonfall, immer wichtiger.

- Häufig erkennt der demente Heimbewohner einzelne Pflegekräfte wieder, ohne sich die Namen merken zu können; eine verstärkte Bezugspflege durch wenige Pflegekräfte unterstützt diese Kompetenz.

- Musik ist in ihrer Aussagekraft ein sehr eindeutiges Medium. Demente erfassen den Sinn von Musik und singen oder summen häufig mit. Musik schafft einen biografischen Bezug, löst Wohlbefinden aus und kann gut in die Sterbebegleitung integriert werden.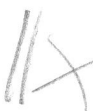

- Bis zum Tod kann der Mensch Berührung spüren. Berührung in der Pflege hat für den Dementen einen stark kommunikativen Charakter. Berührung drückt Nähe, Geborgenheit, Sicherheit und Vertrauen aus.

- Selbst im Endstadium der Demenz können wir an bestimmten Indikatoren erkennen, welche Angebote – im Sinne von z. B. Berührungen, Geräuschen und Gerüchen – dem Sterbenden angenehm sind. Diese Indikatoren sind:
  - Atemrhythmus
  - Atemtiefe
  - Atemmuster
  - Schweißsekretion
  - Muskeltonus allgemein
  - Muskeltonus bestimmter Bereiche

- Muskelentspannung
- Gesichtsausdruck
- Intonation der Stimme
- Art, Umfang und Frequenz der Kontaktkontrolle durch den Dementen.

Es kann klar gesagt werden, dass jede Aktion oder Reaktion, die bei dem dementen Bewohner zu beobachten ist, ihre Ursachen, ihre Gültigkeit und Bedeutungen hat!

1.5.4 Sterbebegleitung bei dementen Heimbewohnern

Es scheint mir ratsam, in mehreren Schritten die Rahmenbedingungen und Möglichkeiten für eine gelingende Sterbebegleitung bei Dementen vorzustellen:

- Schritt 1: Die Rahmenbedingungen der Einrichtung

- Schritt 2: Unterstützung der Mitarbeiter/innen

- Schritt 3: Die Pflege dementer Sterbender

- Schritt 4: Die Kommunikation

- Schritt 5: Implementierungsphase

Zu Schritt 1:

Die Rahmenbedingungen der Einrichtung

Bevor eine gelingende Sterbebegleitung praktiziert werden kann, ist eine einheitliche Sterbekultur in dieser Einrichtung von Nöten. Kultur bedeutet hier eine einheitliche Orientierung, unter anderem über klare Qualitätskriterien bezüglich Sterbebegleitung und Versorgung Toter im jeweiligen Altenpflegeheim und über ein klar formuliertes Qualitätsniveau.

Sterbekultur bedeutet ebenfalls, dass das Thema intersubjektiv kommunizierbar sein muss in der Einrichtung, was wiederum heißt, die Allgegenwart des Todes, die ja sowieso inhärent gegeben ist, wird sichtbar gemacht, z. B. über:

- die Mitteilung, dass ein Bewohner im Sterben liegt

- öffentliche Aushänge, wenn ein Bewohner verstorben ist

- eine öffentliche Bekanntmachung z. B. im Speisesaal

- ein gemeinsames Ritual, z. B. Singen oder Beten

- das Aufbahren der Leiche im Zimmer, als Möglichkeit zur Abschiednahme

- ein öffentlich ausliegendes Kondolenzbuch

- die Anweisung, dass ein toter Bewohner über den Haupteingang mit einem Sarg abzuholen ist.

Zu erwarten, dass ausschließlich eine Fortbildung der Mitarbeiter/innen in palliativer Pflege bzw. im Umgang mit dementen Heimbewohnern die Situation des sterbenden Dementen verbessern hilft, ist grundverkehrt. Nicht einzelne Mitarbeiter/innen, die ja nicht im *luftleeren Raum* agieren, schaffen Veränderung, sondern *eine grundlegende Neuorientierung der gesamten Einrichtung*.

Die Orientierungsmaxime dieser Veränderung lautet dabei: *Die Individualität des Heimbewohners zu organisieren* (Heller et al. 1999: 39 ff.).

Die Rahmenbedingungen für eine radikale Bewohnerorientierung können unter anderem dem Ansatz der Milieutherapie entnommen werden. Hier geht es darum, eine so genannte *prothetische Umwelt* zu schaffen, die den Bewohner einerseits nicht gefährdet und andererseits Behinderung so weit wie möglich ausgleicht, um dem alten Menschen trotz körperlicher Einschränkung ein Höchstmaß an Selbstständigkeit zu ermöglichen. Weiterhin ermöglicht diese prothetische Umwelt dem Dementen, seinen eigenen Rhythmus zu leben, in der ihm eigenen Erlebniswelt.

Das bedeutet:

- einen eigenen Schlaf-Wachrhythmus zu haben

- die Möglichkeit, seinen Bewegungsdrang auszuleben

- das Recht, seinen Handlungen eine eigene Bedeutung zu geben

- das Recht, seine eigene Welt zu erleben.

Der Demente wird sich im stationären Bereich nur dann aufgehoben fühlen, wenn er Vertrauen in dieses Umfeld hat. Vertrauen entsteht wiederum, wenn:

- klare Orientierungen bezüglich des Handlungsablaufs, der Räumlichkeiten und der ihm begegnenden Personen im Wohnbereich vorliegen

- vertraute Gegenstände ihn umgeben – eigenes Mobiliar, alte Bilder, vertraute Gerüche etc. –

- er nicht ständig mit der Unzulänglichkeit seiner *Normalität* bezüglich der allgemeinen Realität konfrontiert wird.

Eine andere wichtige Bezugsgröße für den Dementen sind seine *Angehörigen*. Sie sind die *signifikant Anderen*, die den früheren Lebensentwurf des alten Menschen kannten und wissen, was ihm wichtig war/ist im Leben. Sie geben Auskunft über Transzendenz bzw. Spiritualität im weitesten Sinne. Zudem liefern sie wichtiges Wissen für die Rekonstruktion der Biografie, gemäß welcher der Bewohner dann individuell gepflegt und versorgt werden kann. Ein Anamnesebogen für die biografische Pflege sollte unter anderem auch folgende Aspekte des Bewohners berücksichtigen:

- den früheren Tag- und Nachtrhythmus

- die früheren Wasch- und Pflegegewohnheiten

- vertraute Geräusche – Musik und Umgebungsgeräusche –, vertraute Gerüche – nicht nur von Pflegeartikeln, sondern auch Alltagsgerüche –, vertraute Geschmäcker – z. B. bei der Mundpflege mit Bier, Cola, Honig, Schnaps etc.

- Gewohnheiten zum Körperkontakt – welche Berührungen sind erlaubt?

- Verhältnis zu einzelnen Angehörigen – Qualität der Beziehung?

- Anrede und Initialberührungen

- die persönlichen Wertgegenstände

- besondere Vorlieben

- Ängste/schwierige Lebenserfahrungen

- Wünsche bezüglich des Sterbens und der Beerdigung.

Leider werden Angehörige sehr spät auf das Thema «Sterbebegleitung» angesprochen. Obwohl sie, das hat eine Studie in Düsseldorf (Heller et al. 1999: 39 ff.) gezeigt, sehr positiv auf ein Gesprächsangebot zu diesem Thema reagieren. Dazu bietet sich an, neben einer grundsätzlich früh einsetzenden strukturierten Angehörigenarbeit, nämlich mit dem Zeitpunkt des Heimeinzugs, die Angehörigen bezüglich ihrer Wünsche, Fantasien und Ängste zum Thema «Tod und Sterben» zu befragen. Aus diesem Grund haben wir in einem Oberhausener Altenpflegeheim einen Biografiebogen entworfen, der Informationen über Gewohnheiten und Einstellungen des alten Menschen, aber auch die Themen Sterben, Tod und Sterbebegleitung anspricht. Dieser Biografiebogen wird vom Angehörigen bzw. vom Bewohner selber, falls er dazu noch in der Lage ist, zu Hause ausgefüllt und beim nächsten Besuch der Einrichtung wieder mitgebracht. Ein zusätzliches Gesprächsangebot an den Angehörigen über die gestellten Fragen und Themen ist natürlich obligat.

Folgende Aspekte sollten dabei erfasst werden:

- Sind Angehörige bereit, Sterbebegleitung zu leisten?
- Wird von Angehörigen gewünscht, den Verstorbenen mit zu versorgen?
- Welche Einstellung zur Religion hatte der jetzt demente Sterbende früher?
- Welche Einstellung hat der Angehörige zur Dehydratation bzw. zur Nahrungskarenz des Dementen?
- Welche Einstellung hat der Angehörige zur Schmerztherapie und zum Einsatz von Morphinpräparaten?
- Weiß der Angehörige um den Verlauf der Krankheit?

Die so gewonnenen Informationen werden anschließend in einem Biografiebogen im Dokumentationssystem erfasst. Dabei bekommt das Thema «Sterben und Tod» einen eigenen Schwerpunkt.

Unbedingt sollte man sich Zeit nehmen, um dem Angehörigen eines dementen Bewohners den Verlaufsprozess der Krankheit zu erläutern. Es ist traumatisierend für viele Kinder, wenn die dementen Eltern diese nicht mehr erkennen. Schnell kommt es hier zu Eifersüchteleien, wenn diese gekränkten Kinder erleben, dass das Pflegepersonal zur Hauptbezugsperson des dementen alten Menschen geworden ist.

Das *Hospizkonzept* ist ebenfalls ein Ansatz, der die Sterbebegleitung Dementer im stationären Altenhilfebereich bereichern kann. Was ein Hospiz ist, wird an dieser Stelle nicht näher erläutert, da diesem Thema ein eigenes Kapitel gewidmet ist. Einige Leitlinien der Hospizarbeit sollen allerdings schon einmal deutlich machen, wie die Rahmenbedingungen aussehen müssten, um die Individualität des Sterbenden sicherzustellen. Denn Hospizarbeit

- hat den Sterbenden und seine Angehörigen als gemeinsame Adressaten
- vereinigt alle Professionen, die mit dem Sterbenden zu tun haben
- berücksichtigt vier Kernbedürfnisse des Sterbenden:
  1. Schmerzfreiheit
  2. Regelung letzter Dinge
  3. Recht, entscheiden zu dürfen, ob er alleine sterben will oder nicht
  4. das Stellen der Sinnfrage.
- orientiert sich an der palliativen Pflege
- geht davon aus, dass der Sterbende um seinen Zustand weiß, dies aber auch verleugnen kann, wenn er es wünscht.

Augenfällig wird beim Hospizkonzept, dass der bedürftige Mensch mit seinem sozialen Umfeld im Mittelpunkt steht und dass eine adäquate Versorgung nur möglich ist, wenn die individuellen Belange des Sterbenden bekannt sind. In diesen Maßstäben bestehen klare Parallelen zwischen dem Hospizkonzept und der Dementenbetreuung.

Zu Schritt 2:

Unterstützung der Mitarbeiter/innen

Eine Untersuchung von Johannes Plümpe (1997) hat gezeigt, wo die Hauptbelastungsthemen für Pflegekräfte liegen:

«Herausragend wurden insbesondere Belastungen im Zusammenhang mit psychischen und/oder psychiatrischen Erkrankungen, Veränderung im Alter und Belastungen auf Grund des Erlebens von Leiden, Sterben und Tod genannt.» (Plümpe 1997: 113 f.)

Gerade im Umgang mit sterbenden Menschen ist eine gefestigte Position zur eigenen Sterblichkeit und zum Thema Tod gefordert. Untersuchungen von Wittkowski (1999) haben gezeigt, dass es unterschiedliche Befürchtungen und Ängste gegenüber Tod und Sterben bei den Begleitern gibt.

Grob lassen sich vier Schwerpunkte ausmachen:

1. Angst vor dem *eigenen Sterben*
   - Angst vor Leiden
   - Angst vor Demütigung
   - Angst vor dem Verlust der Würde
   - Angst vor Einsamkeit

2. Angst vor dem *Sterben bei anderen Personen*
   - Angst vor der eigenen Hilflosigkeit angesichts fremden Leidens

3. Angst vor dem *eigenen Tod*
   - Angst vor der Aufgabe wichtiger Ziele
   - Angst vor den Folgen für die Angehörigen
   - Angst vor der Bestrafung im Jenseits
   - Angst vor dem Unbekannten
   - Angst vor der Vernichtung des eigenen Körpers

4. Angst vor dem *Tod anderer Personen*
   - Angst vor dem Verlust wichtiger Bezugspersonen
   - Angst vor Toten

Diese verschiedenen Ängste, die bei den einzelnen Mitarbeiter/innen unterschiedlich intensiv ausgeprägt sein können, beeinflussen das konkrete Verhalten vor Ort in der Situation. Hier müssen Mitarbeiter/innen professionell unterstützt werden z. B. über Supervision. Auch ist es für Mitarbeiter/innen wichtig, ihre Trauer ausdrücken zu dürfen, wenn ein vertrauter Heimbewohner gestorben ist. Gemeinsame Rituale im Team bzw. mit den anderen Heimbewohnern und den Angehörigen können ein mögliches Medium für diesen Ausdruck sein.

Auch können kurzfristige Auszeiten bei extremer Überlastung ein Ausbrennen der Mitarbeiter/innen vermeiden helfen. Unkonventionelle Beispiele werden zurzeit in einigen Altenpflegeheimen erprobt, z. B. über Rückzugsmöglichkeiten für Mitarbeiter etc.

Zu Schritt 3:

Die Pflege dementer Sterbender

Die Pflege dementer Sterbender orientiert sich an den Ansätzen der palliativen Pflege, der biografischen Pflege und der Basalen Stimulation. Alle Ansätze erfordern eine hohe Kreativität von Seiten des Pflegepersonals. Mitunter muss mit unkonventionellen Mitteln und Methoden ein Höchstmaß an Befindlichkeit beim sterbenden Dementen erreicht werden.

Dabei liefert der palliative Ansatz den lindernden und schmerzvermeidenden Anteil, wohingegen die Basale Stimulation einen Weg beschreibt, wie über gezielte Berührung und ein Wahrnehmungsangebot von außen wesentliche Wahrnehmungszentren beim bewusstseinseingeschränkten Menschen unterstützt werden können. Die biografische Pflege nutzt individuelle Vorlieben und Gewohnheiten des jeweiligen Menschen, um Vertrautes und Bekanntes in den Pflegeprozess zu integrieren. Über diese vertrauten Bestandteile findet der Begleiter einen Zugang zur Welt des Dementen.

Dazu ein Beispiel aus unserer Hospizpraxis.

Beispiel: *Herr A.*

Der demente Herr A. litt an einem Darmkarzinom im Endstadium und hatte nur noch wenige Wochen zu leben. Als er in unser Pflegeheim kam, hatte er eine desolate Mundflora und einen ausgeprägten Pilzbefall im Mund. Das Schlucken verursachte ihm Schmerzen und erst recht die Mundpflege, die wir ihm anboten. Aus diesem Grund kniff er den Mund immer fest zusammen, sodass an Mundpflege überhaupt nicht mehr zu denken war.

> *Aus der palliativen Pflege wussten wir, dass es bei der Mundpflege bei Sterben-*
> *den auf die Häufigkeit der Durchführung ankommt, bei gleichzeitiger Berücksich-*
> *tigung der individuellen Gewohnheiten. Über die Fremdanamnese bei den Ange-*
> *hörigen von Herrn A. erfuhren wir, dass Herr A. gerne Bier und Cola trank. Wir*
> *boten ihm also regelmäßig zur Mundpflege in Eisstückchen gefrorenes Bier an –*
> *Eis lässt die Schleimhaut im Mund abschwellen – und ließen ihn regelmäßig den*
> *Mund mit Cola ausspülen. Die auf der Zunge haftenden Borken lösten wir mit*
> *kleinen Stückchen von Vitamintabletten auf, die wir später Herrn A. auf die*
> *Zunge legen konnten, um sie dann mit einer kleinen Zahnbürste abtragen zu*
> *können. Nach mehreren Tagen wechselten wir zu Salbei- und Myrrhetee bei der*
> *Mundpflege, später auf Muronaltinktur, sodass sich die Mundflora von Herrn A.*
> *zunehmend besserte.*

Dieses Beispiel zeigt, dass nur mit dem Vertrauen des Bewohners ein notwendiges Pflegeziel zu erreichen ist. Hierbei wird Vertrauen erlangt über Bekanntes bzw. über Biografisches.

Palliative Pflege bei sterbenden Dementen setzt Vertrauen voraus. Der Sterbende wird sich so in der jeweiligen Situation geborgen und aufgehoben fühlen.

Zu Schritt 4:

Die Kommunikation

Die Begleitung Sterbender ist ein kommunikativer Prozess. In diesem versucht der Begleiter, dem Sterbenden Unterstützung anzubieten, um diesen Prozess mit den ihm eigenen Bewältigungsmechanismen verarbeiten zu können. Der Begleiter bewegt sich dabei im Tempo des Sterbenden:

- Dieser spricht das Thema an, wenn er es wünscht.

- Dieser bestimmt die Intensität des Themas.

- Dieser wählt die Begleitperson.

- Dieser wählt die Umstände der Gesprächssituation.

Gehen wir davon aus, dass der demente Sterbende intuitiv seine Situation erfassen kann, kann im Weiteren daraus geschlossen werden, dass er die mit diesem Erfassen einhergehende Angst durch Nähe zu einem vertrauten Menschen zu bewältigen wünscht. Hier wird wohldosierte Nähe eingesetzt zur Angstreduktion.

Das Sterben eines dementen Menschen ist unter anderem ein Verlust an kognitiven Fähigkeiten. Dieses hat zur Folge, dass die semantischen Anteile der Kommunikation immer weniger erfasst werden können.

Bei fortgeschrittener Demenz des Sterbenden nimmt daher in der Kommunikation mit ihm der verbale Anteil gegenüber dem nonverbalen ab. Wie verändern sich nun die beiden Anteile der Kommunikation, bzw. wie verändert der Begleiter seine Gesprächsführung?

Der verbale Anteil der Kommunikation wird dahingehend unterstützt, dass

- langsam gesprochen wird
- kurze Sätze gebildet werden
- häufiger die Sätze wiederholt werden
- Fremdworte vermieden werden
- Blickkontakt beim Sprechen dem Begleiter zeigt, ob das Gesagte verstanden worden ist.

Die Wichtigkeit von

- Blickkontakt
- Tonfall
- Berührung
- Nähe
- Eindeutigkeit der Situation
- Eindeutigkeit der Gestik
- Bekanntheitsgrad der Begleitperson

nimmt zu.

Zwei Ansätze der Dementenbetreuung verfolgen das Ziel, eine Basis zu schaffen für eine gelingende Kommunikation mit Dementen. Sie lassen sich gut in die Sterbebegleitung Dementer integrieren: zum einen *Validation* und zum anderen *Basale Stimulation.*

Validation verfolgt das Ziel, dem Dementen durch Bestätigung seiner Gefühlswelt Vertrauen im Hier und Jetzt zu schaffen. Es geht darum, die Gültigkeit konkreter Gefühlsäußerungen aus der Erlebenswelt des Dementen im Hier und Jetzt zu bejahen. Dieses gelingt jedoch nur, wenn der Begleiter nicht den Anspruch hat, den Dementen in die so genannte Realität zu holen, sondern indem sich der Begleiter in die Welt, bzw. «auf die Lichtung» des anderen begibt. Der Demente darf in seiner Erlebenswelt bleiben, und vor allem sind die dort erlebten Ereignisse, Bilder, Situationen und Gefühle echt bzw. real.

Validation bezeichnet somit nicht eine Gesprächs*technik*, sondern eine Gesprächs*haltung* des Begleiters. Sie hilft dem Begleiter dabei, die vom Dementen gezeigten Gefühle zu spiegeln. Das wiederum schafft beim sterbenden Dementen Vertrauen, er ist weniger unruhig und benötigt mitunter weniger Psychopharmaka, die dann wiederum das Kommunikationsverhalten weniger beeinflussen können.

In der Arbeit mit der *Basalen Stimulation* ist ein Interaktionsmodell entwickelt worden, das in der Betreuung verwirrter Menschen mit erstaunlich gutem Erfolg angewandt werden kann. Hierbei geht es nicht vordergründig um konkrete Pflegemaßnahmen, sondern um die innere Haltung, mit der verwirrte Menschen betreut werden sollen. Es wird Nähe zum Patienten bzw. Bewohner zugelassen, und die geplanten Maßnahmen werden nach den Bedürfnissen des Patienten bzw. Bewohners modifiziert. Es wird mit dem Patienten bzw. Bewohner zusammengearbeitet.

Basale Stimulation ist somit kein Pflegekonzept, welches z. B. Initialberührung instrumentalisiert zum Zwecke der Unterstützung der somatischen Pflege, sondern sie ist auch eine Form der interpersonalen Übermittlung von Informationen. Diese Informationen werden vermittelt über Berührung, über Hautkontakt, über vertraute Gerüche und Geräusche. Der Begleiter muss sich der Intension der angebotenen Berührung bewusst sein. Er muss wissen, dass Hände nicht nur Werkzeug, sondern auch Übermittler von Botschaften sind. Das Ziel ist hier, einen eindeutigen, intentionalen und vertrauten Kontakt zwischen Begleiter und sterbendem Dementen herzustellen und aufrechtzuerhalten. Basale Stimulation bei Sterbenden hat nicht die Funktion der Vitalisierung und Reaktivierung des Sterbenden, sondern der Vertrauensbildung, der Unterstützung des Gefühls der Sicherheit und Begleitung.

Die Qualität der Berührung des Sterbenden durch den Begleiter gewinnt gerade auch vor dem Hintergrund besondere Bedeutung, dass die Sinneszellen der Haut noch während zirka 20 Minuten nach dem Versterben Signale an das Gehirn weiterleiten. Was der eben Verstorbene davon wahrnimmt, ist nicht zu klären.

Zu Schritt 5:

Implementierungsphase

Bei der Umsetzung neuer Konzepte z. B. in stationären Einrichtungen der Altenhilfe ist es notwendig, auf mehreren Ebenen zu planen und zu gestalten. Eingangs haben wir schon darauf hingewiesen, dass es nicht ausreicht, einige motivierte Mitarbeiter/innen fortzubilden, denn alle Mitarbeiter/innen müssen Bedingungen vorfinden, die es ihnen ermöglichen, Sterbebegleitung praktizieren zu können. Dies bedeutet nicht unbedingt eine Aufstockung der Mitarbeiterzahl, sondern eine Neuorientierung der Prioritätensetzung bei den anfallenden Arbeiten.

Veränderungen müssen vorbereitet werden und vor allem müssen sie von allen Beteiligten getragen werden. Eine *corporate identity* in Sachen Sterbebegleitung muss die Identifikation der Mitarbeiter/innen mit realistisch formulierten Zielen im Umgang mit Tod und Sterben genauso beinhalten wie das veränderte Bewusstsein des Trägers über den eigentlichen Charakter seiner Einrichtung Altenpflegeheim als Sterbeeinrichtung der modernen Gesellschaft. Ich kann nicht in der Hochglanzbroschüre der jeweiligen Einrichtung das Produkt *ganzheitliche Pflege* anpreisen und gleichzeitig den Bestatter an die Hintertür bestellen, damit die Nachbarschaft vom Sterben in der Einrichtung nichts mitbekommt. Dies ist ein Etikettenschwindel!

Besteht nun der Anspruch, dem alten dementen Heimbewohner ein würdevolles Sterben zu ermöglichen, muss auf die weiter oben genannten Tendenzen (siehe Abschnitt 1.5.2.) reagiert werden. Eine neue Nomenklatur im Sinne von: Patient = Bewohner = Kunde schafft keine veränderten Realitäten für den alten Menschen vor Ort, soll heißen, eine neue Verpackung macht noch lange kein neues Produkt.

1.5.5 Basale Stimulation als Baustein einer palliativen Versorgung von Menschen mit Demenz

Eine Klientel, die zurzeit in gängigen Fortbildungen in Palliative Care (pallium, lat. – der Mantel, meint eine lindernde Versorgung, im Gegensatz zur kurativen – heilenden – Versorgung) nur randständig behandelt wird, sind Menschen mit Demenz. Es mag sein, dass in den stationären Hospizen und auf den Palliativstationen die Demenzen häufig nur eine Nebendiagnose darstellen. Palliative Care hat aber den Anspruch, Sterbende an allen Orten ihres letzten Lebensweges zu begleiten. Einer dieser Orte ist der stationäre Altenpflegebereich. Hier stellen mitunter die Menschen mit Demenz 60 bis 80 % der Gesamtklientel.

Gab es Ende der 1990er Jahre erste zaghafte Kontakte zwischen der Alzheimer Gesellschaft und der Hospizbewegung, kann man nun auf immer mehr Literatur (z. B. Kostrzewa 2008) und Diskussionsforen blicken, die sich mit dieser sensiblen Schnittmenge beschäftigen. Gerade die schmerztherapeutische Versorgung von Menschen mit Demenz erlebt in den letzten Monaten und Jahren eine rapide Aufmerksamkeit, so dass z. B. der nationale Expertenstandard Schmerzmanagement in der Pflege nicht mehr aktuell ist, was den momentanen Erkenntnisstand angeht, obwohl er erst 2004 auf den Markt gekommen ist.

Dass Palliative Care immer noch in Bewegung ist, möchte ich (S. K.) hier am

Beispiel der Basalen Stimulation als ein ergänzender Baustein in diesem Gesamt-konzept vorstellen. Dabei möchte ich im Vorfeld klarstellen, dass ich in der Basalen Stimulation keinen Königsweg der palliativen Versorgung sehe, es ist ein Baustein von vielen.

Zur Verdeutlichung dieses Zusammenspiels verschiedener Ansätze möchte ich im Folgenden ein Fallbeispiel aus der stationären Altenarbeit einer Einrichtung aus Bottrop vorstellen.

Beispiel: *Frau N.*

Frau N. ist rund 80 Jahre alt. Sie lebt seit etwa einem guten Jahr in einer statio-nären Alteneinrichtung in Bottrop (Ruhrgebiet). Frau N. leidet an einer SDAT, an einer Schilddrüsenunterfunktion und einer Ischialgie. Der Nachtschlaf ist ru-hig und gleichmäßig. Morgens ist es sehr schwierig, Frau N. zu versorgen, da sie die Morgentoilette abwehrt. Der Appetit von Frau N. ist gezügelt. Zum Nachmit-tag hin verstärkt sich die Unruhe von Frau N. Sie läuft den Mitarbeitern hinter-her, bittet um Hilfe und in ihrem ganzen Verhalten drückt sich drängende Not aus. Ihr Gesicht ist kaltschweißig, und sie zittert am ganzen Körper. Ein Blick in das Medikamentenblatt verrät, dass von Seiten des Neurologen versucht wird, die Unruhe mit sedierenden Medikamenten anzugehen. Zusätzlich gibt es auch noch 2 × täglich Tramadol, und aufgrund einer früheren TIA bekommt Frau N. ASS 300.

Im Rahmen einer Fallbesprechung haben wir Frau N. und ihre offensichtliche Not thematisiert. Es war offensichtlich, dass ihre Symptomatik über die aktuelle medikamentöse Therapie nicht zufriedenstellend behandelt wurde. Auch war die pflegerische Versorgung nicht dem aktuellen Verhalten von Frau N. angepasst.

Als Maßnahme haben wir verschiedene Schritte besprochen und verabredet:

1. *Anlegen eines Schmerzbeobachtungsinstruments für Menschen mit Demenz. In diesem Fall haben wir uns für das BESD (Kostrzewa 2008: 105 f. und 163 f.) entschieden, da es leicht verständlich ist, wenig Zeit erfordert und durch den definierten cut-off-Punkt dem behandelnden Hausarzt klar signalisiert werden kann, dass er nun aufgefordert ist, seinen Teil zum Gelingen beizutragen.*
2. *anschließende Rückmeldung an den Hausarzt mit der Bitte, die angesetzte Schmerztherapie zu optimieren (wir haben ihm ein NSAR + Tramal long mit retardierter Freisetzung vorgeschlagen)*
3. *vor dem Aufstehen aromatherapeutische Intervention mit Lavendel (zur Beru-higung)*
4. *Grundpflege mit Hilfe einer beruhigenden Waschung aus dem Ansatz der Ba-salen Stimulation*

5. vermehrten Bezug aufbauen durch biografische Informationen und durch eine validierende Grundhaltung.

Nach einer Woche erneuter Fallbesprechung haben wir eine grundlegend veränderte Bewohnerin vorgestellt bekommen. Die Unruhezustände und das herausfordernde Verhalten gegenüber den Mitarbeitern haben gänzlich nachgelassen. Die grundpflegerische Versorgung morgens verlief ohne Komplikationen. Die Vigilanz und der Appetit von Frau N. haben zugenommen.

In einem nächsten Schritt sind wir dann dazu übergegangen, den Neurologen zu bitten, die sedierenden Medikamente wieder zu reduzieren.

Aus diesem und vielen anderen Fallbeispielen können wir folgende Bedürfnisse im Sterbeprozess bei Menschen mit Demenz ableiten.

Es sind Bedürfnisse nach:

- Nähe und Geborgenheit

- Ritualen

- Vertrautem und Sicherheit-Vermittelndem

- Bezugspersonen

- einer akzeptierenden und wertschätzenden Grundhaltung

- einer guten Symptomkontrolle (z. B. Schmerzfreiheit).

Grundsätzlich lassen sich folgende Stärken der Basalen Stimulation für den Umgang mit z. B. demenziell Erkrankten erkennen:

1. Basale Stimulation spricht nicht den Intellekt an, sondern tiefer liegende Strukturen, z. B. die Emotion.

2. Basale Stimulation ist gegenwärtig, also unmittelbar konsumierbar durch den Erkrankten.

3. Basale Stimulation ist, wenn sie richtig eingesetzt wird, eindeutig in ihrem Charakter, es bedarf keiner Deutung.

4. Sie kann vertraut sein, wenn sie alte Muster benutzt (z. B. vestibuläre Stimulation).

5. Basale Stimulation ist beantwortbar durch den Erkrankten (d. h. er kann auf gleicher Ebene antworten).

6. Sie kann gut ritualisiert werden (Einschlafrituale) und ist damit Vertrauen stiftend.

7. Basale Stimulation kann schnell erlernt werden von Angehörigen, so dass auch sie aktiv eingebunden werden können in die Begleitung.

8. Sie wirkt angstminimierend (Nähe durch Bezugspersonen und vertraute Angebote), und sie wirkt schmerzlindernd (z. B. über das Gate-Controle-System).

9. Sie sensibilisiert den Begleiter für die nonverbalen und somatischen Signale des, in diesem Fall, demenziell Erkrankten.

2. Begleitung Sterbender

Aus der Vielzahl der Arbeiten, Studien und Untersuchungen zu den Bedürfnissen Sterbender (Kübler-Ross 1987, Rest 1977, Klockenbusch 1986, Munz 1985, Wittkowski 1990, Howe 1995, Kruse 1994 u. v. m.) lassen sich vier Kernbedürfnisse ableiten, die hier noch einmal genannt werden sollen:

1. das Bedürfnis, nicht isoliert zu sein in der Sterbephase

2. das Bedürfnis nach Schmerzfreiheit

3. das Bedürfnis nach Regelung der letzten Dinge

4. das Bedürfnis nach dem Stellen der Sinnfrage.

Diese vier Kernbedürfnisse stehen im Mittelpunkt, wenn es um die Begleitung eines Sterbenden geht.

Begleitung soll hier im Weiteren verstanden werden, als:

- ein bedingungsloses und vorbehaltloses **Nahesein** beim Sterbenden
- eine prozesshafte Begegnung zwischen Begleiter und Begleitetem
- eine die Individualität des Sterbenden akzeptierende Grundhaltung
- eine für die Menschenwürde des Sterbenden eintretende Orientierung
- eine echte, positiv schätzende, solidarische und einfühlende Zugewandtheit gegenüber dem Sterbenden.

Prämissen dieser Art von Begleitung sind darin zu sehen, dass

- der Sterbende das Tempo des Prozesses «Sterben» bestimmt
- der Sterbende das Maß an Offenheit der Kommunikation bestimmt
- der Sterbende den Begleiter bestimmt
  (vgl. dazu Schweidtmann 1991: 71 ff.).

Die oben genannten Punkte sollen jedoch nicht suggerieren, dass es bei dieser Art von Verständnis des Begriffes «Begleitung» um den **rosaroten Kuscheltod** geht, eine Situation also, in der alles geklärt, bewältigt und angenommen ist. Begleitung umfasst auch das schreckliche, schmerzhafte, nicht hinnehmende, unfassbare und bis zum Schluss ankämpfende Sterben.

Sterben findet heute überwiegend in Institutionen statt. Oftmals wissen Pflegekräfte dort – obwohl gerade sie die Experten der modernen Gesellschaft sind, an die Sterbende weitergereicht werden! – nur wenig um die Ängste, Befürchtungen, Bedürfnisse, Hoffnungen und Wünsche Sterbender. Das Wissen um diese Aspekte kann Reaktionen und Verhaltensweisen Sterbender verständlicher machen. Aus diesen Gründen wenden wir uns in den nächsten Kapiteln dieser Fragestellung zu.

2.1 Bedürfnisse Sterbender

Sterbende begleiten heißt auch immer, individuell auf ihre ganz persönlichen Eigenschaften und Nöte einzugehen, ihre jeweiligen Bedürfnisse in spezifischer und angemessener Weise zu berücksichtigen.

Grundsätzlich können wir feststellen, dass die Bedürfnisse Sterbender keine anderen sind als jene der Menschen, die sich nicht in der Sterbephase befinden.

Korczak (Arzt und Leiter des Waisenhauses im Warschauer Ghetto 1942) beschreibt Grundrechte des Menschen, die Basisbedürfnisse von Sterbenden aufzeigen (zitiert nach Rest):

Das Recht auf den eigenen Tod:

«Eigener Tod» bedeutet nicht Selbsttötung, sondern das Recht des Menschen auf einen Tod, der seinem Leben entspricht und aus diesem Leben fließt, der das Leben zu einer Zeit abschließt, in der der Mensch zu sterben bereit ist.

Das Recht auf den heutigen Tag:

Das Recht also auf den jeweiligen unwiederbringlichen Augenblick. Sterbende Menschen wissen meist um die Begrenzung ihrer Lebenszeit, und ein Begleiter sollte sie nicht vertrösten und ihnen falsche Hoffnung machen.

Das Recht, so sein zu dürfen, wie der Mensch gerade ist:

Rest beschreibt die «Verrücktheiten» als einen «heiligen Besitz» des sterbenden Menschen.

Korczak sagte einmal: «Ich liebe meine Verrücktheiten viel zu sehr, als daß mich der Gedanke nicht erschreckte, es könnte mich jemand gegen meinen Willen davon zu heilen versuchen.» (Korczak 1967, zitiert nach Rest o. J.: 75).

Ferner können Bedürfnisse in primäre und sekundäre unterteilt werden. Zu den primären Bedürfnissen zählen die für den Menschen lebensnotwendigen Bedürfnisse wie Hunger, Durst, Schlafbedürfnis, Bedürfnis nach Aufrechterhaltung der Sauerstoffzufuhr. Diese Bedürfnisse sind biologisch vorgegeben, also angeboren.

Sekundäre Bedürfnisse sind nicht an biologische Mangelzustände gebunden, sondern wurden im Laufe der Entwicklung eines Menschen durch den Umgang und die Erfahrung mit anderen Menschen gelernt.

Zu den sekundären Bedürfnissen zählen das Bedürfnis nach Anerkennung und Sicherheit, ferner das Bedürfnis nach Kontakt mit anderen Menschen. Diese Bedürfnisse sind bei jedem Einzelnen unterschiedlich ausgeprägt. Die Nichtbefriedigung dieser Bedürfnisse kann zu einer Störung der gesunden psychischen Entwicklung eines Individuums führen.

Der Psychologe Maslow hat versucht, die verschiedenen Bedürfnisse in fünf Ebenen hierarchisch zu ordnen. Diese Bedürfnisse versucht ein Mensch nach und nach zu befriedigen, wobei die Befriedigung höherer Bedürfnisse erst möglich wird, wenn die *niederen* zumindest teilweise befriedigt sind.

1. Physiologische Bedürfnisse

2. Bedürfnis nach Sicherheit

3. Bedürfnis nach Zuwendung und Liebe

4. Bedürfnis nach Anerkennung und Wertschätzung

5. Bedürfnis nach Selbstverwirklichung

(n. Hornung/Lächler 1986: 37)

Wie bereits erwähnt, haben Sterbende grundsätzlich die gleichen Bedürfnisse wie alle Menschen, aber es gibt bei ihnen auch spezifische Bedürfnisse, welche sich ebenfalls in die Bedürfnishierarchie nach Maslow einordnen lassen.

An dieser Stelle unternehmen wir den Versuch einer Zuordnung der Bedürfnisse Sterbender in die Hierarchiestruktur nach Maslow.

1. Physiologische Bedürfnisse:

- möglichst geringer körperlicher Verfall
- Beherrschung der Ausscheidungsprozesse
- Erhaltung des Atems und Freihaltung der Atemwege
- ausreichend Schlaf

- ausreichende Durststillung
- Anregung für die Sinne z. B. über Farben, Musik, Wärme u. a.
- Schmerzfreiheit oder Schmerzlinderung
- ausreichende und richtige Nahrung
- in Notsituationen Hilfe bekommen

2. Bedürfnis nach Sicherheit:

- Wut, Ängste, Hass und Trauer ausleben können
- über Gefühle und Ängste reden können
- nicht allein gelassen werden

3. Bedürfnis nach Zuwendung und Liebe:

- geliebt werden, aber nicht von der Liebe erdrückt werden
- Zärtlichkeiten empfangen ohne Aufdringlichkeit
- Objektivität ohne Gefühllosigkeit
- Zuwendung über die Haut erfahren, wenn andere Sinne zu versagen scheinen

4. Bedürfnis nach Anerkennung und Wertschätzung:

- das Gefühl haben, anerkannt zu sein
- nicht mit dem Zustand oder der Erkrankung gleichgesetzt werden
- Unabhängigkeit und Selbstachtung bewahren können

5. Bedürfnis nach Selbstverwirklichung:

- sich als Person voll entfalten können z. B. über persönliche Gestaltung der Sterbesituation
- Verantwortung für die eigene Person übernehmen
- persönliche Dinge erledigen können
- die Wahrheit hören, wenn danach gefragt wird

Rest beschreibt noch ein weiteres Bedürfnis, nämlich jenes nach Begegnung. Dieses Bedürfnis ist gekennzeichnet durch die Bereitschaft des Begleiters, den Sterbenden loszulassen und ihm zu helfen, sich selbst loszulassen (Rest o. J.: 76 ff.).

2.1.1 Bedürfnisse und Bewusstheitskontexte Sterbender

Zu der Voraussetzung, Sterbende professionell begleiten zu können, zählt auch das Wissen um den Bewusstheitskontext des Sterbenden. Hierzu sollen zwei Arbeiten etwas näher vorgestellt werden:

- das bekannteste Phasenmodell des Sterbens von der Psychiaterin Elisabeth Kübler-Ross
- die Untersuchung von A. Kruse über verschiedene Verlaufsformen des Erlebens und Verhaltens im Prozess des Sterbens.

Mit Hilfe des Phasenmodells von Kübler-Ross (1987) wurde es möglich, über Probleme und Aspekte des menschlichen Sterbens öffentlich zu sprechen. Mit ihren Arbeiten hat sie das Thema Sterben für ein breites Publikum zugänglich gemacht. Mit Hilfe von Interviews mit mehr als 200 Patienten, die um ihre infauste Prognose wussten, hat Kübler-Ross versucht, den Prozess der bewussten und unbewussten Auseinandersetzung mit dem Faktum «naher Tod» anhand eines Phasenmodells darzustellen. Dieses Phasenmodell des Sterbens soll als Grundlage für die psychosoziale Unterstützung von Sterbenden dienen (ebd.).

Bei allen Phasen wird davon ausgegangen, dass der Betroffene die Diagnose «unheilbar krank» kennt. Da dieses sehr populäre Phasenmodell trotz erheblicher methodischer Mängel bei der Datenerhebung und -auswertung (Howe 1992: 61 f.) eine weite Verbreitung gefunden hat, werden die einzelnen Phasen hier kurz genannt und vorgestellt.

Die fünf Sterbephasen:

1. Nicht wahrhaben wollen, Isolierung, Verleugnung

2. Zorn

3. Verhandeln

4. Depression

5. Zustimmung

Zu 1:

Nicht wahrhaben wollen:

Der Betroffene versucht, die Erkenntnis, an einer bösartigen Erkrankung zu leiden, von sich abzuwehren: «Nein, ich doch nicht!». Der Sinn der Verleugnung liegt in seiner Schutzfunktion, ohne die der Betroffene in Panik geraten kann.

Zu 2:

Zorn:

In dieser Phase ist der Betroffene erfüllt von Groll, Wut und Neid. Er stellt sich die Frage: «Warum gerade ich?» Der Zorn über die nicht erklärbare Ungerechtigkeit trifft ohne besonderen Anlass alle Personen, die mit dem Betroffenen zu tun haben. Seine Selbstvorwürfe werden zu Vorwürfen gegenüber anderen Personen.

Zu 3:

Verhandeln:

In dieser Phase versucht der Betroffene, durch Gegenleistungen – Gelübde, Spenden, Kirchgang – oder durch das Erreichenwollen bestimmter Termine – z. B. Weihnachtsfest, Geburt des Enkelkindes, eigener Geburtstag – einen Aufschub der fortschreitenden Erkrankung zu erlangen. Wobei oft ein Ziel, das erreicht wird, das nächste ablöst.

Zu 4:

Depression:

Hier taucht die Frage auf: «Was bedeutet es für mich?» Der Betroffene verliert oft alles, was ihm ein sinnerfülltes Dasein und Freude bedeutet hat. Häufig entwickelt er Schuld- und Schamgefühle, weil er nicht mehr für seine Angehörigen sorgen kann. Er fühlt sich als Versager. Dies ist aber auch die Phase, in der Realitätsarbeit geleistet wird. Hier gilt es, die «letzten Dinge zu regeln» z. B. Testament oder Beziehungsklärung etc.

Zu 5:

Zustimmung:

Diese Phase besteht nicht aus resigniertem Aufgeben, sondern ist gekennzeichnet durch stille Annahme, nachdem der Betroffene seine Emotionen verarbeiten konnte, d. h. Zorn und Neid auf alle Gesunden ausdrücken durfte, ohne verurteilt zu werden. Die eingetretenen und drohenden Verluste hat er betrauert. So kann er sein Schicksal hinnehmen, ohne niedergeschlagen und zornig zu sein.

Kübler-Ross hat mit dem Phasenmodell auf die Probleme des Sterbens aufmerksam gemacht. Sie wollte mittels ihres Phasenmodells Hilfe und Beistand für den Sterbenden ermöglichen. Sie selbst weist darauf hin, dass die Reihenfolge der Phasen nicht immer linear auftritt und sie sich in ihrer Intensität unterscheiden. Auch haben wir es hier mit einer Klientel zu tun, die relativ unvorbereitet mit dem *faktum brutum* konfrontiert wird (z. B. Patienten der Onkologie). Nun sterben in Deutschland die meisten Menschen im Alter respektive im hohen Alter. Fast jeder dritte Mensch in Ballungsgebieten stirbt in einem Altenpflegeheim, in das manche alten Menschen erst kurz vor ihrem Ableben eingezogen sind. Diese Personengruppe wird durch die Untersuchung von Kübler-Ross fast gar nicht erfasst. Hier steht nicht das plötzliche Erfahren der todbringenden Erkrankung im Vordergrund, sondern ein Auseinandersetzungsprozess, der viel früher eingesetzt hat, nämlich vor dem Heimeinzug.

Eine *simplifizierende, vereinfachende Darstellung* des Sterbeprozesses, wie Kübler-Ross sie vornimmt, kann, wenn sie normativ aufgefasst wird, die seelischen Betreuungsmöglichkeiten für den Sterbenden einengen, da sie eine Regelhaftigkeit des (individuellen) Sterbeprozesses vorgaukelt, die so nicht existiert.

Im Hinblick auf das Sterbephasenmodell nach Kübler-Ross wird ersichtlich, dass die Bedürfnisse Sterbender nicht so einfach kategorisiert werden können, sondern genau hinterfragt werden müssen, da Sterben ein hoch individueller Prozess ist.

Eine wesentlich differenziertere Untersuchung, die auch methodisch einwandfrei ist, kann in der Studie von Kruse gesehen werden. Hier wird nicht ein *künstlicher Mensch* aus Gesprächsausschnitten einzelner Interviews *zusammengesetzt*, um anschließend als *Prototyp der Verarbeitung des nahen Todes* dargestellt zu werden.

In der Arbeit von Kruse wird dem Zusammenhang nachgegangen, «inwieweit Menschen dazu fähig sind, sich in der Auseinandersetzung mit Grenzsituationen weiterzuentwickeln, und welche Faktoren die psychische Entwicklung fördern oder behindern» (Kruse 1994: 146).

Dabei steht die Fragestellung im Vordergrund, wie ältere Menschen den herannahenden Tod erleben, ihn zu verarbeiten versuchen und vor allem, wie soziale und biografische Einflüsse das Erleben des Sterbens beeinflussen.

Anders als in der Arbeit von Kübler-Ross werden die 50 Probanden bei Kruse mehrmals aufgesucht und interviewt, um einen Verlauf der Verarbeitung des Sterbens beschreiben zu können.

Zusammenfassend arbeitet Kruse fünf Verlaufsformen heraus, denen alle 50 Probanden zugeordnet werden konnten (Kruse 1994: 153):

1. Akzeptanz des Sterbens und des Todes bei gleichzeitiger Suche nach jenen Möglichkeiten, die das Leben noch bietet

2. zunehmende Resignation und Verbitterung, die mit dazu beiträgt, dass das Leben nur noch als Last empfunden wird und die Endlichkeit des Daseins immer stärker in den Vordergrund des Erlebens tritt

3. Linderung der Todesängste durch die Erfahrung eines neuen Lebenssinnes und durch die Überzeugung, im Leben noch Aufgaben erfüllen zu können

4. Bemühungen, die Bedrohung der eigenen Existenz nicht in das Zentrum des Erlebens treten zu lassen

5. Durchschreiten von Phasen tiefer Depression bis zur Hinnahme des Todes.

Den Zusammenhang zwischen Verlaufsform und einzelnen Merkmalen der Lebenssituation und des Lebenslaufs zeigt Kruse (ebd.: 158 f.) anschließend auf. Dabei wird deutlich, dass folgende Aspekte einen wesentlichen Einfluss auf das Erleben des Sterbens haben:

- die Stärke der Schmerzen

- die Stärke der Konflikte mit Angehörigen

- die geringere soziale Integration

- eine positive bzw. negative Lebensbilanz

- die Qualität der Wohnverhältnisse

- die Höhe der materiellen Ressourcen.

Als Essenz der Untersuchung leitet Kruse abschließend Empfehlungen für den Sterbebeistand ab (ebd.: 161), die vor dem Hintergrund unserer Arbeit von wesentlicher Bedeutung sind:

- Das Sterben ist ein individueller Prozess und ist wesentlich vom jeweiligen Lebenslauf beeinflusst.

- Maßstab der Begleitung ist immer der sterbende Patient.

- Die Lebenssituation hat einen maßgeblichen Einfluss auf die Auseinandersetzung mit dem Sterben.

- Die Individualität des Sterbenden drückt sich in individuellen Fragen und Themen aus.

- Der Prozess des Sterbens birgt ein Entwicklungspotenzial.

- Die Übermittlung der Diagnose erfordert einen wahrhaften Umgang mit dem Sterbenden.

- Sterbende und ihre Angehörige sind als gemeinsame Adressaten der Bemühungen zu verstehen.

- Angehörige brauchen Unterstützung auch nach dem Tod.

2.1.2 Ergänzende Ergebnisse zum Thema

Den Zusammenhang der Frühsterblichkeit nach Heimeinzug mit der Wichtigkeit von befriedigenden sozialen Kontakten hat Riederer untersucht (Riederer, in: Howe 1995: 253 f.). Anhand dieser Arbeit ist klar ersichtlich, dass das soziale Eingebundensein einzelner Bewohner/innen eng korreliert mit dem Überleben in dieser Einrichtung. Howe formuliert zusammenfassend: «Wie wären die Überlebenszeiten, wenn für alle Gruppen auf der Pflegestation vielfältige Möglichkeiten zu unterschiedlichsten persönlichen Beziehungen mit Verwandten, Bekannten, Freunden und anderen Personen gegeben wären?» (ebd.).

Ob die Zufriedenheit mit der aktuellen Situation und mit dem gelebten Leben einen Einfluss hat auf die Verarbeitung der Sterbesituation, untersuchte Hinton. «Mit dem Gefühl des Ausgefülltseins (Erfüllung) geht wesentlich weniger emotionaler Streß während der letzten Krankheitsphase einher, einschließlich weniger Sorgen über den Ausgang.» (Hinton, in: Howe 1995: 254). Zusammenfassend stellt Hinton (ebd.) fest: «Aspekte der Persönlichkeit und des Lebensstils können die Phase des Sterbens sehr wohl beeinflussen.»

2.2 Voraussetzung für eine Sterbebegleitung

Sterbebegleitung fordert von den Sterbebegleitern mehr als nur die von ihnen erlernten sozialen und kommunikativen Verhaltensweisen. Sterbebegleitung fordert die ganze Person.

Sie fordert insbesondere:

- die Würde des Sterbenden zu achten

- die Persönlichkeit des Sterbenden, seine Eigenarten, seine Verletzlichkeit zu respektieren

- Zeit zu haben, Signale des Sterbenden zu erkennen und ihm neben physischer und pflegerischer Betreuung auch psychische Unterstützung zu geben

- Verantwortung zu tragen

- den Tod und die Situation des Sterbenden zu akzeptieren und ehrlich Anteil zu nehmen

- sich einzulassen, den letzten Weg eines Menschen gemeinsam zu gehen

- sich auseinanderzusetzen mit der Frage nach dem Sinn von Leid und Tod

- eigene Ängste und Unsicherheiten zu erkennen und nicht zu verdrängen

- eigene Grenzsituationen zu erkennen und sich abgrenzen zu können

- sich mit dem Gedanken an die eigene Sterblichkeit auseinanderzusetzen

- Trauer und Tränen zulassen zu können, ohne daran zu zerbrechen.

Sterbebegleitung heißt Lebensbegleitung, heißt Zuwendung und soziale Integration. Zuwendung ist eine der wichtigsten Grundhaltungen bei der Begleitung Sterbender. In zwischenmenschlichen Beziehungen und in den helfenden Berufen bedeutet Zuwendung Fürsorge, sich um jemanden zu kümmern, für ihn zu sorgen, seine Nöte zu erkennen und sich ihm zu widmen.

Am Anfang jeder menschlichen Beziehung steht die Zuwendung. Durch stille Zeichen und Gesten, z. B. einen Händedruck, ein Streicheln, einen Arm um die Schulter legen, können wir unsere Zuwendung ausdrücken.

Diese nonverbalen Ausdrucksformen der Zuwendung sind oft besonders gut geeignet, dem Sterbenden deutlich zu machen, dass wir ihm nahe sind (Sporken 1982: 87).

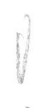

In einer Atmosphäre gegenseitigen Vertrauens ist nicht immer der Begleiter der Gebende und der Sterbende der Nehmende. Der Sterbende kann den Begleiter mit neuen Erfahrungen vertraut machen – z. B. durch eine Auseinandersetzung mit Grenzsituationen und mit deren Annahme oder Hinnahme –, die für seinen weiteren Lebensweg von Bedeutung sein können und ihn beeinflussen, sich mit den eigenen existenziellen Grenzen auseinanderzusetzen.

2.3 Hilfe für Helfer

Immer wieder stoßen professionelle Helfer, aber auch Angehörige auf ihre eigenen Ängste und Unsicherheiten. Wenn wir für den Sterbenden fordern, ihn so anzunehmen, wie er sich zeigt, einschließlich des Rechts auf Verleugnung, dann dürfen auch alle anderen Beteiligten fordern, nach den gleichen Maßstäben behandelt zu werden. Auch bei ihnen sollte der Ausgangspunkt das sein, was ist, und nicht das, was sein sollte.

Dies bedeutet nicht, alles gutzuheißen, was an Verhalten da ist, sondern es muss den Beteiligten ermöglicht werden, ihre Ängste oder Unsicherheiten zu artikulieren und angemessene Hilfestellung entgegen zu nehmen. Personen, die sich beruflich mit Todkranken auseinandersetzen müssen, sind oftmals auf ihre Aufgabe unzureichend vorbereitet.

Es gibt auch nicht viele, die unerfahrenen Menschen helfen, sich mit den Fragen des zu Ende gehenden Lebens auseinanderzusetzen. In Bezug auf die Begleitung Sterbender entstehen bei Angehörigen, aber auch bei professionellen Helfern oft Unsicherheiten und Fragen:

- Wie mache ich es richtig?

- Was darf ich sagen?

- Wie soll ich mich verhalten?

Dabei liegt die Gefahr nicht darin, etwas nicht richtig zu machen oder nicht die richtigen Worte zu finden. Die Gefahr ist eher darin zu sehen, dass man sich aus Angst zurückzieht.

Wir können davon ausgehen, dass der Sterbende sehr schnell spürt, wenn man sich wirklich für ihn interessiert und sich an ihm orientiert. Wenn wir eine «echte Beziehung» aufbauen können, mit gegenseitiger Wertschätzung und Akzeptanz, können wir uns auch Fehler leisten. Es geht nicht darum, dass wir *perfekt* sind, sondern darum, *Mensch* zu bleiben (Schweidtmann 1991: 157).

Wie bereits in der Einleitung beschrieben, kann Basale Stimulation den Helfern helfen, der emotionalen Begleitung mehr Bedeutung beizumessen. Die Prinzipien der Basalen Stimulation beinhalten Wertschätzung und Akzeptanz des Menschen (Nydahl/Bartoszek 1997: 2 u. 125) und helfen somit, eine echte Beziehung aufzubauen.

Jeder Begleiter sollte aber in eine Begleitung nur so viel Kraft investieren, wie es die Balance seines eigenen seelischen Erlebens aushält. Niemand ist grenzenlos belastungsfähig, wobei die Grenze der Belastbarkeit individuell sehr unterschiedlich sein kann.

Im Folgenden nenne ich einige Punkte, die einem Begleiter helfen können, seine eigenen Grenzen ernst zu nehmen:

- Notwendig ist die Abgrenzung des Begleiters vom Patienten und seinen Angehörigen. Distanz ist die Grundlage für Nähe.

- Der Begleiter sollte sich nicht in die Gefühle anderer hineinziehen lassen, sondern sie wahrnehmen und akzeptieren.

- Er sollte sich dahingehend kontrollieren, dass er nicht beginnt, *mit-sterben* zu wollen, sondern den Patienten zu begleiten.

- Er sollte die Bereitschaft zeigen, Fehler und Andersartigkeiten von Menschen als zum Menschsein gehörend anzuerkennen.

- Er sollte die Bereitschaft zeigen, selbst um Hilfe zu bitten bei Patienten, Kollegen, Freunden und die angebotene Hilfe auch in Anspruch nehmen.

- Er sollte sich bemühen, den eigenen Stress zu beachten – Indikatoren sind Alkohol- und Nikotinmissbrauch, Nervosität, Überaktivität. Aufkommende Gefühle von Unzulänglichkeit, Depressionen, Migräne, Schlafstörungen, Verspannungen, Gedanken an einen Arbeitsplatzwechsel ernst nehmen.

Um spezifisch psychische Probleme in der Begleitung Sterbender und ihrer Familien aufzuarbeiten, sollten Begleiter ggf. auch vorhandene Angebote der Supervision, Balintgruppen wahrnehmen. Falls diese Möglichkeiten nicht bestehen, können kollegiale Gesprächskreise hilfreich sein. Sie können zu einer Entlastung beitragen und die Kommunikationsfähigkeit erweitern.

Letztlich wird ein überforderter Helfer seiner Aufgabenstellung nicht mehr gerecht werden, da die eigenen Probleme die notwendige Wahrnehmung und Sensibilität gegenüber dem Sterbenden einschränken bzw. überlagern.

3. Wahrnehmung

Definitionen

Wahrnehmung, Perzeption, allgemeine und zusammenfassende Bezeichnung für den gesamten Vorgang, durch den Lebewesen Informationen über ihre Umwelt und über ihren eigenen Zustand aufnehmen und verarbeiten. Informationen werden nicht nur passiv ‹empfangen›, sondern auch aktiv und mit bestimmten Interessen gesucht und ‹gefiltert›. (Fuchs et al. 1988, S. 848)

Wahrnehmung ist ein spontaner Prozess, welcher der Informationsgewinnung dient. Über die sensorischen Systeme werden aus der Umwelt und dem Körper Informationen aufgenommen.

Zwei Haupteigenschaften innerhalb des Wahrnehmungsprozesses werden in der Wahrnehmungstheorie beschrieben:

1. *Selektion (Auswahl)*
   Selektives Wahrnehmen bedeutet: Wir unterscheiden zwischen Wichtigem und Unwichtigem, d. h. wir schalten das für uns Unwichtige aus und konzentrieren uns auf das Wesentliche. Dies hat Vor- und Nachteile. Der Vorteil ist, dass wir einer Sache unsere ganze Aufmerksamkeit zukommen lassen können; der Nachteil, dass wir dadurch eventuell Wichtiges übersehen oder Unerwünschtes, Beängstigendes ausblenden.

2. *Strukturierung und Gestaltung*
   Das Wahrgenommene wird mit dem in unserem Gedächtnis gespeicherten Wissen und unseren schon gemachten Erfahrungen verglichen.

Die Wahrnehmung wird eingestuft nach ihrer Bedeutung für uns. Die Interaktion, also unser Handeln, wird dadurch beeinflusst (Juchli 1991: 113 f.).

Wahrnehmung bedeutet also nicht in erster Linie die Aufnahme von informativen Reizen, sondern deren sinnstiftende Verarbeitung. Wahrnehmung ist kein passives «Auf-sich-einwirken-Lassen» von Reizen, sondern ein aktiver Austauschprozess zwischen Informationssuche, Informationsaufnahme und deren Verarbeitung (Fröhlich 1993: 39).

Wir nutzen unsere Wahrnehmung meistens selbstverständlich. Wir können uns fühlen, uns bewegen, wir können riechen, schmecken, sehen und hören. Wir können mit unserer Umwelt kommunizieren.

Erst wenn wir die Grenzen unserer Wahrnehmungsfähigkeit erfahren, denken wir über sie nach. Dies kann uns verunsichern und Angst auslösen.

Wahrnehmung wird von Nydahl und Bartoszek als ein ganzheitlicher Prozess beschrieben, in dem die einzelnen Wahrnehmungsbereiche sich gegenseitig beeinflussen und ganz unterschiedliche Qualitäten erfahren werden (Nydahl/Bartoszek 1997: 6).

Damit wir unsere Umwelt wahrnehmen können, benötigen wir unsere Sinnesorgane – Auge, Ohr, Geschmacksknospen, Riechzellen oder einfacher gebaute Rezeptoren. Sie nehmen als so genannte *Antennen* physikalische und chemische Reize aus der unbelebten und belebten Natur auf (Bartels/Bartels 1991: 228).

Fröhlich stellt fest, dass sich schon in frühen Phasen des vorgeburtlichen, intrauterinen Lebens Verhaltensweisen zeigen, die auf Wahrnehmungsfähigkeit schließen lassen. Bereits im 4. Schwangerschaftsmonat reagiert das Kind mit koordinierten Bewegungen auf Lageveränderungen seiner Mutter, es ist nicht völlig abhängig von deren Position im Raum, es kann, solange es Platz genug hat, seine eigene Lage durch Bewegungen seiner Extremitäten mitbestimmen. Daraus kann man schließen, dass das Kind in der Lage ist, mittels seiner vestibulären Wahrnehmung die eigene Lage im Raum wahrzunehmen und daraus Aktivitäten abzuleiten.

Auch im Bereich des Hörens können sehr früh Reaktionen des Kindes festgestellt werden. Einige Kinder beruhigen sich, wenn die Mutter ein Lied singt. Andere geraten in hohe Erregung, wenn von außen unterschiedliche Geräusche oder rhythmische Musik auf sie eindringt. Mütter können dies deutlich spüren, mit den heutigen technischen Mitteln lässt sich dieses Verhalten auch objektiv nachweisen.

Ultraschallaufnahmen zeigen, dass die Kinder Berührung am eigenen Körper wahrnehmen, lokalisieren und mit gezielten Bewegungen darauf reagieren (Fröhlich 1993: 39).

3.1 Bereiche der Wahrnehmung

Die Beispiele im vorherigen Kapitel machen deutlich, dass die Grundlegung der Wahrnehmungserfahrungen im vestibulären, vibratorischen und somatischen Bereich in der vorgeburtlichen Phase stattfindet (Bienstein/Fröhlich 1993: 22).

Im Folgenden werden wir die einzelnen Wahrnehmungsbereiche genauer beschreiben, da das Wissen um diese Bereiche für die Anwendung der Basalen Stimulation notwendig ist.

3.1.1 Somatische Wahrnehmung

Unter somatischer Wahrnehmung verstehen wir die Wahrnehmungsfähigkeit der Haut, der Muskulatur und der Gelenke.

- Die Haut bildet eine Grenzlinie zwischen dem Menschen und der Umwelt.

- Sie definiert den Einzelnen.

- Sie macht Kontaktaufnahme möglich.

«Die Haut ist unser größtes und frühestes Wahrnehmungsorgan.» (Bienstein/ Fröhlich 1993: 23). Die Haut registriert:

- Druck

- Berührung

- Vibration

- Temperatur

- Schmerzen

- Feuchtigkeit.

Der *Druck- und Berührungssinn* gibt uns Informationen über die Beschaffenheit von Gegenständen, z. B. Größe, Form und Gewicht, aber auch, ob ihre Oberfläche weich, hart, rau, glatt, nass oder trocken ist. Die Reize, die zu diesen Empfindungen führen, werden von verschiedenen Rezeptoren aufgenommen (Vater-Pacini-La- mellenkörperchen und Meißner-Tastkörperchen). Diese Rezeptoren sind beson- ders dicht an den Fingerspitzen, im Gesicht, im Bereich des Mundes und an der Zunge angeordnet. Sie ermöglichen dadurch ein fein abgestuftes Druck- und Be- rührungsempfinden. An den Fingerkuppen und den Lippen sind die Rezeptoren etwa 100-mal dichter angeordnet als in der Handfläche; in der Rückenhaut sind noch weniger vorhanden. Unsere Haare, die sich zum Teil innerhalb – Haar- wurzeln – und zum Teil außerhalb der Hautoberfläche befinden, wirken wie Hebelarme, die die Tastempfindungen verstärken.

Der *Temperatursinn*. Die Wärme und Kälteempfindung wird durch zwei ver- schiedene Rezeptorarten vermittelt. Die Wärmerezeptoren liegen tiefer, die Kälte- rezeptoren oberflächlicher in der Haut. Die Verteilung der Wärme- und Kälte- punkte auf der Hautoberfläche ist unterschiedlich. In der Handfläche kommt ein Wärmepunkt auf fünf Kältepunkte, im Gesicht liegen die Wärmepunkte sehr dicht beieinander.

Der *Schmerzsinn* ist der wichtigste Sinn für die Lebenserhaltung z. B. als Alarm- signal.

Er dient mehr zur Abwehr und Vermeidung von Schädigungen als zur Erkennung der Umwelt. Es werden Oberflächen-, Tiefen- und Eingeweideschmerzen unterschieden.

Der *Oberflächenschmerz* ist gut lokalisierbar und wird als hell, scharf und schnell beschrieben.

Der *Tiefen- und Eingeweideschmerz* wird als dumpfer Schmerz beschrieben, lässt sich schlechter lokalisieren und wird langsamer übermittelt. Eingeweideschmerzen treten oft rhythmisch auf, sind begleitet von Übelkeit, Schweißausbrüchen und verändertem Blutdruck. Dies sind Zeichen einer Mitreaktion des vegetativen Nervensystems.

Der Mangel an Adaption – Anpassung – des Schmerzsinnes ist eine wichtige Voraussetzung für den Lebenserhalt – z. B. Blinddarmentzündung, Herzinfarkt, etc. Es ist möglich, dass man sich für einige Zeit an Schmerzen *gewöhnen* kann, z. B. durch Ablenkung wie Lesen, Fernsehen, Berufsarbeit usw. Ist aber die Ablenkung gering, beispielsweise nachts, können die Schmerzen unerträglich werden (Bartels/Bartels 1991: 255 f.f.).

In der Begleitung Sterbender ist das Wissen um die verschiedenen Arten des Schmerzes, auf die wir später noch genauer eingehen werden, von elementarer Bedeutung.

3.1.2 Taktil-haptische Wahrnehmung

Wie in Abschnitt 3.1.1 beschrieben, befindet sich an den Fingerkuppen und im Bereich der Lippen eine sehr hohe Anzahl von Tastpunkten. Embryonalgeschichtlich findet hier am häufigsten Berührung statt durch die sich anbahnende Mund-Handkoordination – z. B. beim Saugen am Finger.

Ab der 26. Schwangerschaftswoche kann beim Fetus ein reflexartiges Greifen beobachtet werden, welches im Alter von zwei bis drei Monaten durch ein bewusstes Greifen ersetzt wird. Durch den taktil-haptischen Sinn (Tast- und Greifsinn) ist es uns möglich, nicht nur zu spüren, sondern unsere Umwelt zu *be-greifen*. Wir identifizieren – *Was ist das*? – und differenzieren – *Ist es für mich wichtig*? – unsere Umwelt durch den aktiven Vorgang des Abtastens und Greifens (Nydahl/Bartoszek 1997: 8).

3.1.3 Vestibuläre Wahrnehmung

Das vestibuläre System des ungeborenen Kindes wird durch die Aktivitäten der Mutter stimuliert. Phasen der Bewegung und der Ruhe wechseln sich ab. Bewe-

gungsformen variieren: drehen, auf und ab, hin und her gehen, ruhen, sich um-
drehen, hinlegen. Mit Beginn des Lebens sind die beteiligten Zellen der Schwerkraft
ausgesetzt. Diese reduziert sich zwar im Laufe der Schwangerschaft durch das
Fruchtwasser, dennoch bleibt das heranwachsende Kind nicht im schwerelosen
Raum. Diese intensive Erfahrung mit der Schwerkraft und der Bewegung im Raum
macht jeder Mensch im Laufe seiner frühen Entwicklung durch. Sie bildet die
Grundlage für die weitere nachgeburtliche Entwicklung (Fröhlich 1993: 40).

Die vestibuläre Wahrnehmung dient in erster Linie der unwillkürlichen motorischen Steuerung des Gleichgewichts. Informationen über die Linear- und Kreis-
beschleunigung unseres Körpers – entgegen der Schwerkraft – sowie über die
statische Position des Kopfes werden durch Mechanorezeptoren an das Vestibular-
organ weitergeleitet. Um die Augen- mit den Kopfbewegungen zu koordinieren, ist
der Nervus vestibularis eng mit dem Kerngebiet der Nerven, die die Augenmuskeln
steuern, verbunden. Die sinnvolle Verarbeitung dieser Informationen gibt uns eine
Orientierung über Position und Lageveränderung im Raum, z. B. wie schnell wir
uns bewegen und in welche Richtung.

Oft erfahren sterbende Menschen eine sensorische Deprivation in diesem Bereich und bedürfen einer sinngebenden vestibulären Stimulation. Warum dies so
ist und welche vestibulären Stimulationen für Sterbende in Betracht gezogen werden können, ist Gegenstand von Kapitel 6.3.

3.1.4 Vibratorische Wahrnehmung

Die Wahrnehmung von Vibration entwickelt sich ebenfalls in einer frühen Phase
der embryonalen Entwicklung.

Vibrationen, die überwiegend von unserem Skelettsystem weitergeleitet werden,
z. B. beim Gehen oder Sprechen, geben uns Informationen über unsere Körpertiefe
und -fülle. Vibrationsrezeptoren, die sich an Gelenken und Sehnen befinden, üben
einen regulierenden Einfluss auf den Muskeltonus und unser Empfinden bei Bewegung aus. Vibration ist rhythmisches Empfinden, dieses weckt unsere Aufmerksamkeit und ermöglicht ein Hineinhorchen in uns selbst. Das vibratorische Empfinden bildet zusammen mit unserer somatischen und vestibulären Wahrnehmung
die Grundlage für unser Körper-Ich (Nydahl/Bartoszek 1997: 7).

3.1.5 Orale Wahrnehmung

Geschmacks- und Geruchssinn stehen besonders im Dienste der Nahrungsaufnahme und der Verdauung.

Der Geschmackssinn registriert mittels Chemorezeptoren die Wahrnehmungs-qualitäten süß, sauer, salzig und bitter. Zu den Aufgaben des Geschmackssinnes gehören u. a. die Nahrungskontrolle und die Auslösung der Speichel- und Magen-saftsekretion. Durch gelöste Geschmacksstoffe im Fruchtwasser wird bereits beim Fetus der Geschmackssinn angeregt.

Jeder von uns hat eine eigene Vorstellung von dem, was gut schmeckt. Nehmen wir Nahrung zu uns, werden Aromastoffe freigesetzt, die über den hinteren Ra-chenraum zu den Riechzellen der Nasenschleimhaut aufsteigen und dann vom Geruchssinn identifiziert und über den Nervus trigeminus weitergeleitet werden. Dieser Vorgang ermöglicht erst die volle Geschmacksempfindung, zu der auch die Geschmacksqualitäten *pikant und herzhaft* gehören.

Duftmoleküle, die mit dem Luftstrom aufgenommen werden und zur Riech-schleimhaut gelangen, werden durch Chemorezeptoren an den Riechnerv weiter-geleitet. Der Geruch hat neben einer Warn- und Kontrollfunktion auch einen besonderen Einfluss auf unsere Befindlichkeit. Die Unterscheidung, was gut riecht bzw. gut schmeckt, unterliegt einer komplexen Bewertung.

Diese Bewertung kann individuell ausfallen oder von einer augenblicklichen emotionalen Situation abhängen (Nydahl/Bartoszek 1997: 7). Ein Beispiel hierfür sind die Vorlieben oder Abneigungen für bestimmte Gerüche oder Geschmacks-richtungen während der Schwangerschaft. Gerüche oder Geschmacksrichtungen, die vor der Schwangerschaft als angenehm empfunden wurden, können innerhalb der Schwangerschaft genau das Gegenteil bewirken, aber auch der umgekehrte Fall ist möglich.

Durch seine komplexe nervale Versorgung stellt der orale Bereich eine hochsen-sible Einheit dar!

Die taktilen Empfindungen des Mundbereiches, insbesondere der Zunge, geben uns Auskunft über die Temperatur, Menge und Konsistenz der Speisen. Durch die hohe Wahrnehmungsspezifität unserer Zunge sind wir in der Lage, Nahrungsmit-tel oder andere sich im Mund befindliche Dinge wiederzuerkennen.

3.1.6 Auditive Wahrnehmung

Eindeutige Reaktionen auf akustische Reize können bereits ab der 26. Schwan-gerschaftswoche der fetalen Entwicklung festgestellt werden (Nydahl/Bartoszek 1997: 8).

Das menschliche Hörorgan besteht aus dem Außenohr – Ohrmuschel und Gehörgang –, dem Mittelohr – Paukenhöhle mit Gehörknöchelchen – und dem Innenohr – Schnecke und Bogengänge des Gleichgewichtsorgans.

Außen- und Mittelohr: Die *Ohrmuschel* des Menschen besteht mit Ausnahme des Ohrläppchens aus Knorpel; sie sammelt die auftreffenden Schallwellen.

Am inneren Ende des *Gehörgangs* – äußerer Gehörgang – liegt das Trommelfell, das durch Ohrenschmalz geschmeidig gehalten wird. Das *Trommelfell* ist trichterförmig. Die Trommelfellmembran wird durch die ankommenden Schallwellen in Schwingungen versetzt und überträgt diese auf die 3 *Gehörknöchelchen – Hammer, Amboss, Steigbügel* – im Mittelohr. Die gelenkig verbundenen Knöchelchen wirken dabei als Hebelsystem und verstärken die auftreffenden Schallwellen etwa um das Zwei- bis Dreifache.

Der Steigbügel gibt über das ovale Fenster – Vorhoffenster – die Schallwellen an das Innenohr weiter. Schließlich erreicht der Schalldruck vom Eindringen in den Gehörgang an mit rund 180facher Verstärkung das Innenohr.

Das Mittelohr ist durch die *Eustachi-Röhre* – Ohrtrompete – mit der Rachenhöhle verbunden; sie dient dem Druckausgleich zwischen Außenluft und Mittelohr.

Innenohr: Das Innenohr – Labyrinth – besteht aus dem eigentlichen Gehörorgan, der Schnecke, und den Bogengängen. Letztere sind Gleichgewichtsorgane und haben keinen Einfluss auf den Hörvorgang.

Die Sinneszellen – Hörzellen – liegen zwischen Stützzellen und tragen an ihrem oberen Ende feine Sinneshärchen. Unmittelbar über den Sinneszellen befindet sich die Deckmembran, die wahrscheinlich mit den Sinneshärchen verwachsen ist und dadurch die Sinneszellen durch Schwingungen reizen kann.

Das Hören: Hören ist das Wahrnehmen von Schallwellen, wobei eine Umwandlung der Schallwellen in nervale Reize erfolgt, die zum Gehirn weitergeleitet und dort in einen Höreindruck umgewandelt werden. Die Hörbarkeit von Schallereignissen hängt von der Frequenz – Töne, Klänge, Geräusche – und ihrer Intensität – Lautstärke – ab.

Da das menschliche Gehör paarig – binaural – ausgebildet ist, hat es die Fähigkeit zum *Richtungshören.* Dies bedeutet, dass wir in der Lage sind, Schallquellen sehr genau zu orten. Ist man sich über den Ort einer Schallquelle nicht sicher, dann dreht man unwillkürlich den Kopf so, dass das eine Ohr zur Schallquelle hin, das andere von ihr weg weist.

Die auditive Wahrnehmungsfähigkeit hat auch eine Warnfunktion, die auch z. B. im Schlaf erhalten bleibt. Dies ist im Umgang mit sedierten oder bewusstseinsgetrübten sterbenden Menschen von großer Bedeutung. Wir wissen nicht, welche Auswirkungen negative Äußerungen oder auch andere auditive Reize in der Gegenwart eines bewusstseinseingeschränkten Menschen haben.

Die Wahrnehmung auditiver Reize und die Reaktion auf diese kann individuell sehr unterschiedlich sein. Dies hängt von unseren Erfahrungen mit Geräuschen in bestimmten Situationen ab. Unklare auditive Informationen können Ängste erzeugen, deshalb sollten auditive Reize, die angeboten werden, eindeutig sein.

3.1.7 Visuelle Wahrnehmung

Durch bewusstes Sehen können wir die Umwelt und uns selbst wahrnehmen. Dies eröffnet uns u. a. die Möglichkeit:

- Gefahr frühzeitig zu erkennen

- positive Anreize zu erkennen

- Handlungen mit den Augen zu verfolgen

- etwas mit den Augen suchen zu können

- der eigenen Befindlichkeit Ausdruck zu verleihen – z. B. trauriger Blick, freundlicher Blick.

Die Entwicklung der Sehfähigkeit verläuft während des frühkindlichen Entwicklungsprozesses in einzelnen aufeinander aufbauenden Schritten, die wir im Folgenden kurz darstellen werden. Die frühkindlichen Entwicklungsstufen können uns als Orientierung dienen bei der Auswahl der visuellen Angebote wahrnehmungsbeeinträchtigter Menschen.

Entwicklung der Sehfähigkeit innerhalb der ersten beiden Lebensjahre:

- Hell-/Dunkelwahrnehmung

- Wahrnehmung von Umrissen auf kurze Distanz, ca. 10–15 cm

- Wahrnehmung eigener Körperteile

- Wahrnehmung des Umfeldes auf weite Distanz, ca. 1–2 m

- Wahrnehmung deutlich bei scharfen Konturen

- Unterscheidung von einzelnen Gegenständen durch *Besehen* der Gegenstände mit den Händen und dem Mund

- Entwicklung von Farbstufen

- Differenzierung von Größen, Formen, Personen, Parallelen und Farbwahrnehmung.

Diese Entwicklung sollte bei der Betreuung visuell wahrnehmungseingeschränkter Personen unbedingt beachtet werden (Bienstein/Fröhlich 1993: 103).

3.2 Wahrnehmungsstörungen

Ein Zitat von Juchli (1994: 928) soll verdeutlichen, welche Bedeutung eine Einschränkung oder der Ausfall von Sinnesorganen für den Menschen und die Pflege hat:

> Wo die Sinnesorgane erkranken oder wo wir die Sinne nicht pflegen, verkümmern sie, und verkümmerte Sinne geben einen verkümmerten Lebenssinn. Die Folge davon ist der Verlust von Sinn, von Sinnerfüllung und Sinngestaltung. Die Sinnlosigkeit und Sinnleere ergreift Besitz vom Menschen.

Wahrnehmungsstörungen behindern je nach Ausmaß unser Denken, Fühlen und Handeln. Sie nehmen Einfluss auf unsere Kommunikation und unser Sein im Hier und Jetzt – unsere Realität.

Wahrnehmungsstörungen wurden früher in erster Linie auf die Grunderkrankung oder auf medikamentöse Nebenwirkungen zurückgeführt, heute werden auch die veränderte Umgebung – z. B. bei einer Einweisung ins Krankenhaus bzw. einem Umzug ins Pflegeheim –, eine über- oder unterfordernde Umwelt und eine reduzierte Kommunikation als Ursachen betrachtet (Nydahl/Bartoszek 1997: 13).

Wir entwickeln ein Bewusstsein für uns selbst, durch die Fähigkeit, uns wahrzunehmen und diese Wahrnehmungserfahrungen in unserem Gedächtnis abzuspeichern. Durch diese Erfahrungen haben wir über Jahre hinweg ein genaues Bild von unserem Körper formen können. Wir wissen und fühlen, wie groß wir sind und wie wir uns bewegen müssen, um bestimmte Dinge zu erreichen.

Im alltäglichen Leben sind wir uns unseres Körpers kaum bewusst. Erst wenn ich mit einer Zehe gegen die Türe stoße, weiß ich, dass ich eine Zehe habe. Das Gleiche gilt für alle anderen Organe/Organsysteme auch (Juchli 1991: 160).

Den Begriff Körperbewusstsein können wir unterteilen in Körperschema, Körperbild und Körpergefühl.

Das *Körperschema* gibt uns die Möglichkeit, uns selbst als Menschen und andere Wesen als Nicht-Menschen zu erkennen. Der Begriff *Körperschema* wird auf den Neurologen Head (1861–1940) zurückgeführt, der diesen Begriff u. a. zur Umschreibung der Phantomempfindlichkeit nach Amputationen einsetzte. Ein gestörtes Körperschema können wir auch bei Hemiplegiepatienten feststellen, die oftmals ihre gelähmte Körperseite nicht wahrnehmen.

Oliver Sacks beschreibt in seinem Buch «Der Tag, an dem mein Bein fortging» sehr eindrucksvoll, welche Ängste, Unsicherheiten und Behinderung der Betroffene erfährt, wenn er sein Bein nicht mehr wahrnehmen kann.

Das Gleiche erfährt umgekehrt der Amputierte, dessen Körperschema die Amputation nicht nachvollzogen hat (Juchli 1991: 160 f.).

Das *Körperbild* ist die persönliche Form des Körperschemas: Meine Beine sind so und so lang; ich gehe in einer bestimmten Weise aufrecht. Das Körperbild verändert sich nur langsam, z. B. benötigen hemiplegische Patienten einige Wochen, um ihr Körperbild der Realität anzugleichen (Nydahl/Bartoszek 1997: 11).

Das *Körpergefühl* spiegelt unser momentanes Körperbild. Meine Beine fühlen sich heute so und so an. Das Körpergefühl kann sich innerhalb kürzester Zeit verändern, sich an veränderte Situationen anpassen, kann aber auch bei gleich bleibender Position verloren gehen (ebd.: 11).

Verbringen wir nun eine gewisse Zeit – dies können manchmal nur Minuten sein – in der selben Position, ohne uns zu bewegen, schwindet unser wohlbekanntes differenziertes Körpergefühl. Die Grenzen unseres Körpers zerfließen, werden nicht mehr als Grenze wahrgenommen. Bewegen wir uns oder wird etwas an uns bewegt, dann ist normalerweise auch unser Körpergefühl sofort wieder vorhanden (ebd.: 11).

Unser Selbstbewusstsein und unser Körperbewusstsein wurden durch unsere Wahrnehmung gebildet. Im kontinuierlichen Austausch mit unserer Umwelt und uns selbst haben wir gelernt, mit unserer Umwelt umzugehen. Austausch heißt: Wechselseitige Beziehung zwischen Bewegung, Wahrnehmung und Kommunikation. Unsere Bewegung ermöglicht uns, wahrzunehmen und mit unseren Mitmenschen zu kommunizieren (ebd.: 11).

Ein Mangel an Bewegung kann zur Habituation führen.

> Eine Reizsituation, die sich nicht verändert, wird immer undifferenzierter. Sie reduziert sich allmählich auf grobe Wahrnehmungen wie Druck, Temperatur, Schmerzreiz. Dieses Phänomen wird als Habituation (Gewöhnung) bezeichnet. Die aktive Differenzierungsfähigkeit nimmt ab. (Bienstein/Fröhlich 1991: 15)

Habituation bedeutet die Gewöhnung an einen bestimmten Reiz, z. B. an ein homogenes Wahrnehmungsfeld. Habituation bezieht sich auch auf das Hören, Sehen und das Riechen. Die sensorische Deprivation, eine länger anhaltende Unterversorgung mit sensorischen Angeboten, führt zur Isolation, die als bedrohlich und desorientierend erlebt wird (Fröhlich 1993: 32).

In dieser Situation versuchen Menschen, ihrer gestörten Wahrnehmung einen Sinn zu geben, sich in einer glaubwürdigen Wirklichkeit wieder zu finden. Dies geschieht oftmals durch Autostimulation. Diese kann sich zum Beispiel durch Nesteln an der Bettdecke, durch Zähneknirschen und rhythmische Kopfbewegungen äußern. *sos. Hospitalismus*

Dort wo viele körperbezogene Orientierungspunkte fortfallen, wird die geistige Orientierungslosigkeit nicht lange auf sich warten lassen (Bienstein/Fröhlich 1991: 47).

Der Habituation kann entgegengewirkt werden, indem wir Pflegekräfte dem Patienten gezielte Stimulationsreize anbieten. Die Anwendung der Stimulationen werden wir in Kapitel 6 beschreiben.

u. sogar: am Leben erhalte /te/!

Reizüberflutung und taktile Abwehr

Wir Menschen brauchen ein gewisses Mindestmaß an sensorischen Reizen, um den psycho-physischen Organismus stabil zu halten. Auf der anderen Seite können wir nur ein gewisses Maß an Reizen gleichzeitig wahrnehmen und verarbeiten. Um ein Vielfaches niedriger kann diese Reizschwelle bei schwerstkranken oder sterbenden Menschen liegen. Wird nun diese individuelle Grenze überschritten, sind wir nicht mehr in der Lage, die Informationen sinngebend zu strukturieren. Wir reagieren zunächst mit einer Stresssymptomatik, die sich später in eine aktive Isolation – abschalten – oder auch in eine Form der taktilen Abwehr verändern kann. Taktile Abwehr kann durch oberflächliche und flüchtige Berührungen oder durch das schnelle Herantreten an das Bett ausgelöst werden. Dies kann sich durch abwehrende Bewegungen, durch Spasmen oder einen veränderten Atemrhythmus bemerkbar machen.

Die Habituation in einem homogenen Wahrnehmungsfeld ist auch hier gegeben. Die differenzierte Wahrnehmungsfähigkeit nimmt ab, wodurch Orientierungsschwierigkeiten auftreten können (Nydahl/Bartoszek 1997: 14).

Wahrnehmungsstörungen können verschiedene Ursachen haben und unterschiedliche Sinnesorgane betreffen. Eine genaue Anamnese vor der Anwendung basal stimulierender Maßnahmen ist daher von großer Bedeutung. Sie kann uns helfen, die Ursache zu beseitigen oder, falls dies nicht möglich ist, sie zu berücksichtigen. Eine genaue Anamnese kann auch sehr hilfreich sein bei der gemeinsamen (Patient und Pflegeperson) Formulierung von Pflegezielen.

Im Folgenden werden wir weitere Ursachen, die Wahrnehmungsstörungen hervorrufen können, benennen.

Bei älteren Menschen beispielsweise nimmt oft die kindliche Wahrnehmungsentwicklung ihren umgekehrten Weg, die Differenzierungsfähigkeit lässt nach und die Wahrnehmungsqualitäten verändern sich.

Störungen der Berührungsempfindlichkeit

Bei der Hälfte der über 80-Jährigen nimmt die Berührungsempfindlichkeit an den Handflächen, Fußsohlen, Beinen und am Kreuzbein etwas ab, an behaarten Körperabschnitten bleibt sie erhalten. Die Fähigkeit, sich Temperaturschwankungen anzupassen, schwindet etwas, ebenso die Fähigkeit, somatische Reize zu lokalisieren.

Sehbehinderungen

Durch eine getrübte und weniger lichtdurchlässige Hornhaut benötigen ältere Menschen bei bestimmten Tätigkeiten mehr Licht. Kommt eine veränderte Hornhautverkrümmung dazu, erscheinen Bilder und Gegenstände verwaschen oder verzerrt. Zunehmende schwarze Flecken sog. «Fliegen» im Glaskörper stören im Gesichtsfeld. Es entsteht die Altersweitsichtigkeit – Presbyopie – durch die härter, dicker und unelastischer werdende Linse. Die Netzhaut wird schlechter durchblutet. Dies wird besonders problematisch, kommen noch ein hoher Blutdruck oder eine Zuckerkrankheit dazu. Das Gesichtsfeld wird enger, die Augen des älteren Menschen brauchen länger, um sich an Hell-Dunkel-Änderungen anzupassen. Farben wie blau, braun und beige können schlechter unterschieden werden als rot und gelb, die noch sehr gut erkannt werden können.

Hörbehinderungen

30 % der Frauen und 50 % der Männer über 65 Jahre hören schwer. Dies betrifft vor allem das Hören von hohen Tönen, das Richtungshören, das Verstehen des Gehörten und die Reaktionszeit auf die Sprache.

Hörwahrnehmungen werden auf drei Ebenen gemacht:

- Die *Hörkulisse* bindet den Menschen in seine Umgebung ein, z. B. Naturgeräusche, Autoverkehr, Stille, Marktplatzgeräusche.

- *Warngeräusche* vermitteln die Wahrnehmung von Gefahr, die nicht im optischen Feld ist, z. B. der Donner rollt, ein Feuer knistert, Wassertropfen fallen. Die Warnfunktion bleibt auch bei Dunkelheit erhalten.

- Die *Kommunikation* trägt zur menschlichen Verständigung bei, z. B. die gesprochene Sprache, Rufe, Stöhnen und Singen.

Durch den Verlust der Hörwahrnehmung wird ein wesentlicher Teil der Kommunikation des Menschen mit seiner Umwelt auf allen drei Ebenen beeinträchtigt. Je nach Ausmaß der Hörschädigung und seelischen Konstitution des Betroffenen kann dies sein Leben tiefgreifend verändern und als großes Unglück empfunden werden. Schwerhörige Menschen fühlen sich oft isoliert, nicht oder falsch verstanden. Gespräche, die nicht mit dem Betroffenen, sondern über ihn, in seiner Gegenwart geführt werden, können Anlass zu Misstrauen sein.

Geschmacksverluste

12 % der über 70-Jährigen klagen über Geschmacksverluste. Die Zungenrezeptoren für süß und salzig nehmen stärker ab als jene für sauer und bitter. Die Riechzellen schwinden bei 70-Jährigen um ein Drittel, ebenso das olfaktorische – den Riechnerv betreffende – Differenzierungsvermögen (Grond 1992: 153 ff.).

Wahrnehmungsstörungen durch Überdosierung oder Unverträglichkeit von Arzneimitteln

Ältere Menschen verarbeiten Medikamente anders als jüngere. Der Körper braucht länger, um sie abzubauen. Dies kann eine Kumulation der Medikamente im Körper des älteren Menschen zur Folge haben. Hinzu kommt, dass viele Medikamente wahrnehmungsstörende Nebenwirkungen haben:

- Die Einnahme von Nifedipin (Adalat), Verapamil (Isoptin) kann einen niedrigen Blutdruck, Müdigkeit, Schwindel und Kopfschmerzen zur Folge haben.

- Acetylsalicylsäure kann Unruhezustände oder Parästhesien bewirken.

- Atropinsulfat kann zu Gedächtnisschwäche und Verwirrtheit führen.

Diazepam (Valium), Oxazepam (Adumbran), Nitrazepam (Imeson) und Flunitrazepam (Rohypnol) können als Nebenwirkungen

- als Folge eines Überhangs (engl.: hang over):
  - Tagesmüdigkeit
  - Benommenheit
  - Beeinträchtigung von Antrieb und Reaktionsvermögen
  - Konzentrations- und Aufmerksamkeitsstörungen
  bewirken.

- eine anterograde Amnesie hervorrufen: Erinnerungslücke von der ersten Wirkungsentfaltung bis zum Abklingen der Wirkung

- das Rebound-Phänomen auslösen: Durch quälend empfundene Wachheit in den frühen Morgenstunden kann es auch über Tag zu Angst und Unruhezuständen kommen.

- Beim Entzug kommt es zu folgenden Nebenwirkungen:
  - Angst
  - Unruhe und Schlafstörungen
  - Tremor
  - Schweißausbrüche
  - Krampfanfälle
  - delirante und psychotische Wahrnehmungsstörungen u. a.

Durch Digitoxin (Digimerk) und Digoxin (Lanitop) können Schlafstörungen und Halluzinationen hervorgerufen werden. Der Weg von der erwünschten Wirkung des Digitalispräparates bis zur toxischen Wirkung ist ein sehr kurzer (Kretz/Reichenberger 1993: 89, 105, 118, 318).

Im Folgenden werden wir weitere mögliche Ursachen für Wahrnehmungsstörungen beschreiben. Sie stellen allerdings nur einen kleinen Ausschnitt dieses Bereiches dar.

Störungen des Wasser- und Salzhaushaltes

Exsikkose – Dehydratation – ist eine sehr häufige Ursache für Wahrnehmungsstörungen. *Kaliumstoffwechselstörungen* entstehen durch Erbrechen, Durchfall, Missbrauch von Abführmitteln oder Diuretika, von Digitalis und Cortison. Menschen mit Kaliummangel sind verwirrt, müde bis somnolent, apathisch, leiden unter Muskelschwäche oder Muskelkrämpfen, Schluckbeschwerden, Verstopfung und niedrigem Blutdruck. *Kalziumstoffwechselstörungen* können eine zeitweilige Verwirrtheit oder ein Nachlassen der Konzentration bewirken. *Magnesiumstoffwechselstörungen* sind dem Kaliummangel ähnlich.

Zu Störungen kommt es eher durch eine Übersäuerung – Azidose – als durch einen Basenüberschuss – Alkalose – im Blut.

Eine Erhöhung des Harnstoffes (> 35 mg %), ein Sauerstoffmangel, eine Hypertonie und eine Hypo- (< 40 mg/dl) bzw. Hyperglykämie (> 300 mg/dl) können Wahrnehmungsstörungen hervorrufen. Letztlich richtet sich die Beurteilung nach dem klinischen Bild.

Veränderte Wahrnehmung und ihre Auswirkungen

Wahrnehmung, Bewegung und Kommunikation stehen in einer Wechselbeziehung zueinander. Verfügen wir nur über wenige Informationen über uns selbst und unsere Umwelt, nehmen wir weniger wahr und es gelingt uns kaum, eine glaubwürdige Wirklichkeit zu strukturieren. Durch die sinnvolle Verarbeitung von Wahrnehmungsinformationen wird ein (Wieder-) Erkennen möglich. Ist nur ein Sinn gestört, hat das Auswirkungen auf die gesamte Wahrnehmung.

4. Wahrnehmungsveränderungen, Wahrnehmungsstörungen bei Sterbenden

Alle in Kapitel 3.2. beschriebenen Faktoren können auch bei Sterbenden zu Wahrnehmungsveränderungen oder -störungen beitragen.

Franco Rest stellt in seinem Buch über Sterbebeistand fest, dass oftmals mit dem Sterben das «Schwinden der Sinne» gleichgesetzt wird. Aber was geschieht nun auf sinnlicher Ebene beim Sterbeprozess?

Einige Menschen wirken, als hätten sie ihre Sinne abgeschaltet, andere geben zu erkennen, dass ihnen andere Sinne wichtiger geworden sind als vor dem Sterben.

Rest beschreibt eine Veränderung in der Funktion unserer fünf Sinne. Während der Geschmacks-, Geruchs-, Gehör- und Gesichtssinn scheinbar weniger gut funktionieren, steigt das Wahrnehmungsempfinden des Körpers, also der Haut und des Tastsinns an (Rest 1992: 139 f.).

Hinzu kommt, dass die Energie des Sterbenden immer mehr abnimmt und sein Interesse an der Umwelt zurückgeht, je länger der Sterbeprozess andauert.

Beeinträchtigung durch Schmerzen

Auch wenn Schmerzen oftmals das Sterben begleiten, gehören sie nicht in jedem Fall dazu, sondern eher zu einer *Erkrankung*, zur *seelischen Not* des Sterbenden oder zum *Verhalten seiner Umwelt* ihm gegenüber.

Der Schmerz kann sich aber so gravierend auswirken, dass seine Anwesenheit alles beherrscht. Schmerz hat hier seine Warnfunktion verloren. Er beeinträchtigt das Wohlbefinden, behindert den Sterbenden, seine Umwelt richtig wahrzunehmen, vernünftig zu denken oder adäquat mit der Situation, in der er sich befindet, umzugehen. Der Sterbende kapselt sich ab, verschließt sich seiner Umwelt und den Mitmenschen. ⇒ „total pain"

Die Anwendung basal stimulierender Maßnahmen kann uns den Zugang zum sterbenden Patienten erleichtern, sodass Kommunikation (verbal, nonverbal) in den meisten Fällen wieder möglich wird, welche die Durchführung einer sinnvollen Schmerztherapie ermöglichen bzw. verbessern kann (siehe auch Beispiele für Anwendung der Basalen Stimulation).

Was können wir angesichts eines schmerzgeplagten Patienten tun? – Dem Patienten zuhören und ihn beachten. McCaffery et al. (1997) definieren den Schmerz so: «Der Schmerz ist das, was die Person darüber sagt – und existiert jedes Mal, wenn sie es sagt.»

Jedes Symptom, das körperliches Unbehagen bereitet, muss behandelt werden.

Ergänzt wird das Zuhören durch die genaue Beobachtung des Patienten. Beobachtung wird vorrangig, wenn sich der Patient nicht mehr ausdrücken kann oder wenn er neurologische Störungen hat (Koma, Verwirrung ...) (Weissenberger-Leduc 1997: 11).

Um das Phänomen «Schmerz» besser erfassen zu können, unterscheiden wir vier verschiedene Ebenen der Schmerzwahrnehmung:

1. die körperliche Ebene

2. die soziale Ebene

3. die psychische Ebene

4. die spirituelle Ebene.

Diese Ebenen beeinflussen sich wechselseitig. Im Folgenden werden wir diese verschiedenen Ebenen/Dimensionen und ihre Wechselwirkung darstellen.

Deprimierte, niedergeschlagene oder unzufriedene Menschen empfinden auch *körperlich bedingte Schmerzen* viel intensiver; ebenso solche Menschen, die sich einsam und verlassen fühlen. Dies macht deutlich, dass die Intensität des Schmerzes auch abhängig ist vom *psychischen Befinden* eines Menschen. Hier hat die Schmerzäußerung einen symbolischen Charakter. Sie versteht sich als ein Hilferuf, als Bitte um Interesse. Die Schmerzäußerung des Kranken ist ein Appell an seine Umgebung, ein Alarmsignal *seelischer, spiritueller* oder *zwischenmenschlicher Not*. Für den Sterbenden ist es wichtig, seine schmerzlichen Empfindungen verbalisieren zu können, sich z. B. einem Angehörigen oder einer Pflegeperson zu öffnen. Ist es ihm nicht möglich, seine *emotionalen* und *sozialen Probleme* zu äußern, können sich seine *körperlichen Schmerzen* verstärken. Der Schlüssel zu diesem Problem heißt Kommunikation.

Wichtig ist es auch, dem Patienten Auskunft darüber zu erteilen, welche Therapiemöglichkeiten zur Verfügung stehen und wie viel Zeit nötig ist, um eine Linderung der Schmerzen zu erreichen.

Ein Schmerzmanagement, wie es zum Instrumentarium der palliativen Therapie gehört, ist hier hilfreich. Die palliative Therapie stellt definitionsgemäß eine lindernde Maßnahme zur Beseitigung bestimmter Symptome dar und dient nicht der Heilung der Grunderkrankung (Weissenberger-Leduc 1997: 15).

Behandlungsmaßnahmen körperlicher Schmerz

Medizinisch besteht bei Schmerz oder Krebs die Möglichkeit, Schmerzen durch Analgetika, eine örtliche Betäubung, Nervenblockaden und Psychopharmaka zu lindern. Sinnvoll kann eine Chordotomie (= Durchtrennung der Nervenbahn im Rückenmark) oder eine Frakturstabilisierung bei Knochenmetastasen sein. Die Strahlentherapie ist hilfreich, liegt eine Nervenkompression vor. *Physikalisch* helfen Wärme- und Kälteanwendungen, aktive und passive Bewegungsübungen, Atemtherapie und elektrische Reizung durch ein TENS-Gerät (transkutane elektrische Nervenstimulation). Die Ziele dieser Therapie sind Schmerzlinderung, Durchblutungsverbesserung und Muskelentspannung. *Psychologisch* werden Biofeedback, Entspannungsübungen, Meditation, Hypnose, Autogenes Training, Verhaltenstherapie und tiefenpsychologische Methoden angewandt. *Alternativ* können Akupunktur, Homöopathie, Bachblüten, Aromatherapie, Kräuter und Tees, Öle und Salben eingesetzt werden.

Mit der Aufzählung alternativer Methoden möchten wir deutlich machen, dass unserer Kreativität und Fantasie keine Grenzen gesetzt sind. Voraussetzung für ihre Anwendung ist die Zustimmung des Patienten oder der Angehörigen. Es sollte auch immer eine Absprache mit dem behandelnden Arzt stattfinden (Weissenberger-Leduc 1997: 15 f.).

Gerade das Konzept der Basalen Stimulation ist nach unserer Einschätzung besonders gut geeignet, den Schmerzpatienten auf seinen verschiedenen Ebenen zu erreichen. Hier wird dem somatischen Leiden des Betroffenen Linderung verschafft und auf der psycho-sozialen Ebene Kontakt, Kommunikation und Nähe vermittelt.

> Nicht eine Methode allein führt zum Ziel, sondern die sinnvolle Kombination der verschiedenen Möglichkeiten. (Weissenberger-Leduc 1997: 17)

Eine Schmerztherapie, die dem sterbenden Menschen gerecht werden will, beinhaltet eine weitgehende Schmerzfreiheit ohne Beeinträchtigung der Kommunikationsfähigkeit, damit der Sterbende noch in der Lage ist, seine Probleme zu verarbeiten (ebd.: 17).

Medikamentös

Schmerzmittel sollten regelmäßig und nicht nach Bedarf verabreicht werden. Dies ist notwendig, um den Patienten dauerhaft schmerzfrei zu halten. Damit gewährleistet ist, dass der Patient so lange wie möglich seine Medikamente selbstständig zu sich nehmen kann, ist eine einfache Verordnungsart zu wählen. Hierbei müssen eventuelle kognitive Beeinträchtigungen des Betroffenen berücksichtigt werden.

Bei Patienten im Terminalstadium sind Morphium oder morphinähnlich wirkende Analgetika oft die Mittel der Wahl. Sie können anfangs und bei falscher Dosierung dämpfend und sedierend wirken. Dies wirkt sich wiederum auf das Denken, Fühlen, Handeln und die Kommunikationsfähigkeit der Betroffenen aus und muss bei Pflegemaßnahmen (einschließlich der Basalen Stimulation, siehe Kapitel 6) berücksichtigt werden (ebd.: 17 f.).

Grundregeln für die medikamentöse Therapie chronischer Schmerzen:

- regelmäßige Einnahme nach festem Zeitschema

- individuelle Dosierung

- kontrollierte Dosisanpassung

- Gabe der Medikamente nach dem Prinzip der Antizipation (Erklärung siehe unten)

- nach Möglichkeit orale Medikamentengabe

- Prophylaxe von Nebenwirkungen durch Begleitmedikamente

Das *Prinzip der Antizipation* bedeutet, dass die nächste Medikamentengabe erfolgen muss, bevor der schmerzstillende Effekt der vorangegangenen Applikation aufgebraucht ist und bevor der Patient glaubt, dass die nächste Analgetikagabe notwendig wird. Nur auf diese Weise ist es möglich, die Erinnerung an den und die Furcht vor dem Schmerz auszulöschen.

Werden diese Grundregeln nicht eingehalten, ist die medikamentöse Schmerztherapie zum Scheitern verurteilt (Klaschik 1996: 11).

4.1 Wahrnehmungsstörungen als Problem der Kommunikation mit Sterbenden

Für den Umgang mit Sterbenden benötigen Begleiter kommunikative Kompetenzen. Das heißt: Sterbende verstehen und sich selbst verständlich machen können, vor allem dann, wenn die Wahrnehmungsfähigkeit der Betroffenen eingeschränkt ist.

Unter Kommunikation verstehen wir die gesprochene oder geschriebene Sprache. Neben der gesprochenen Sprache oder verbalen Kommunikation gibt es den Bereich der nichtsprachlichen oder nonverbalen Kommunikation. Die nonverbale Kommunikation kann die verbale Kommunikation unterstützen, bestärken oder ersetzen, sie kann ihr aber auch widersprechen (d. h. verbal und nonverbal Kommuniziertes nicht kongruent).

Für gewöhnlich wird der Inhalt einer Kommunikation sprachlich – verbal – und die Beziehung nichtsprachlich – nonverbal – ausgedrückt.

Im Folgenden werden wir die für die Begleitung Sterbender wichtigen und für die Anwendung der Basalen Stimulation innerhalb dieser Begleitung notwendigen Kommunikationsformen näher beschreiben.

4.2 Basale Stimulation als Gestaltungselement interpersonaler Kommunikation

Die moderne Gesellschaft, vertreten u. a. durch ihre Spezialisten im Bildungswesen, lehrt den modernen Menschen nicht das Sprechen über den Tod. Es ist uns zwar möglich, den fernen, z. B. durch Nachrichten medialisierten und sensationellen Tod zu thematisieren, von Angesicht zu Angesicht mit dem Sterbenden versagt unser Sprachverhalten jedoch.

- Was sage ich?

- Was möchte der Sterbende hören?

- Wie teile ich meine Trauer, Wut, Angst und Enttäuschung mit?

- Was habe ich noch an Hilfe anzubieten?

- Kann ich verstehen, was der Sterbende denkt und fühlt?

- Fühlt er sich durch mich verstanden?

Um nun zu klären, wie Basale Stimulation die verbale Kommunikation mit dem Sterbenden unterstützen kann, muss vorher geklärt werden, um welche Kommunikationsform es geht, wenn ein persönlicher und intimer Kontakt zum Sterbenden aufgebaut ist.

Um dieser Frage nachgehen zu können, sollen zuvor verschiedene Kommunikationsformen, wie sie Rombach (1977) kategorisiert hat, veranschaulicht werden. Die Unterscheidung der einzelnen Kommunikationsformen wird an dem jeweiligen *Grad der existenziellen Bedeutsamkeit des Interaktionsprozesses für die einzelnen Kommunikationspartner* bemessen. Zudem soll betrachtet werden, auf welcher dieser einzelnen Kommunikationsebenen eine existenziell bedeutsame Versprachlichung der je eigenen Sterblichkeit in der modernen Gesellschaft möglich ist, um abschließend betrachten zu können, wie Basale Stimulation diese Kommunikationsform unterstützen kann.

Rombach unterscheidet:

- die signifikative Kommunikation (ebd.: 24): Diese Kommunikationsform regelt alltägliche Situationen, wie z. B. den Straßenverkehr und das Einkaufen.

- den Austausch von Informationen (ebd.): Auf dieser Ebene werden Hinweise ausgetauscht, die der Verständigung der einzelnen Kommunikationspartner dienen. Hier finden wir eine erste Ebene, auf der der Tod kommunizierbar ist, jedoch auf einer Ebene, die Aussagen zulässt wie: «Jeder Mensch muss einmal sterben.»

- die Auseinandersetzung (ebd.: 25): Auf dieser Ebene wird eine Verständigung über Geltungshorizonte angestrebt. Dabei geht es um die Frage, «welcher Horizont im Hinblick auf eine bestimmte Sache der bestimmende ist» (ebd.). Diese Kommunikationsebene ermöglicht zum Beispiel den diskursiven Austausch über die Belange des Sterbenden unter bestimmten Bedingungen. Hier wären beispielsweise Erörterungen zu subsumieren, wie die Kommunikation zwischen dem Sterbenden und seinen Angehörigen unterstützt werden könnte.

- die existenzielle Kommunikation (ebd.: 26): Diese interpersonale Kommunikation ist nicht an die konkrete Situation gebunden, sondern eher an die Personalität der Gesprächspartner. «Diese personale Mitteilung drückt sich aus im Medium *sachlicher* Mitteilungen; sie hat keine eigene Sprache, keinen eigenen Code. Scheinbar werden nur Informationen ausgetauscht, in Wirklichkeit geht es aber um die kommunikativen Existenzen und ihren seinsmäßigen Austausch.» (ebd.: 27).

Das Zustandekommen und *der Vollzug dieser Kommunikationsform hängt von ganz konkreten Personen ab,* oder auf unsere Problematik übertragen formuliert, die existenzielle Kommunikation findet zwischen dem Sterbenden und den signifikant Anderen statt. Der kommunizierte Gegenstand «ist dann nicht mehr ein bestimmter Horizont, über den man sich einigen müßte, er fällt vielmehr mit der Existenz der Kommunizierenden zusammen und kann deshalb den je eigenen Tod bzw. die je eigentliche Sterblichkeit als existentiellen Topos versprachlichen» (Nassehi/ Weber 1989: 384).

Treffen sich nun Sterbender und signifikant Anderer, kann zum einen mit Hilfe Basaler Stimulation der Kontakt über Berührung deutlich machen, dass beide Kommunikationspartner sich einer Dyade angehörig fühlen, und zum anderen ist es möglich, über bestimmte Berührungsmuster eine individuelle Symbolik für Vertrautheit zu setzen.

4.3 Verbale Kommunikation mit Sterbenden

Manchmal ist die verbale Kommunikation, abhängig vom Zustand, in dem sich der Sterbende befindet, eingeschränkt. Weiterhin wird die verbale Kommunikation durch eine unzureichende Auseinandersetzung mit dem eigenen Tod, durch den Sterbenden und den Begleiter, beeinträchtigt. Ein Begleiter sollte sich daher mit seinem eigenen Tod auseinandergesetzt haben.

Es gibt keine Patentrezepte für Gespräche mit Sterbenden. Gespräche ergeben sich aus den unterschiedlichen Situationen, in denen Sterbende sich befinden. Der Begleiter sollte das vom Sterbenden angebotene *natürliche* Thema aufnehmen (Rest 1992: 154), hierbei können Probleme wie Angst, Unsicherheit, Hoffnung, Verzweiflung, Kummer und Einsamkeit thematisiert werden.

Voraussetzung für solche Gespräche ist allerdings, dass der Sterbende bestimmen kann, wann, mit wem und worüber er sprechen möchte. Wichtig ist auf jeden Fall, dass die Pflegeperson ihre Gesprächsbereitschaft signalisiert. Manchmal helfen schon kurze Gespräche, die bei einzelnen Verrichtungen entstehen, dem Sterbenden zu zeigen, dass er in seiner Situation angenommen wird. Die Bereitschaft der Pflegeperson mit dem Betroffenen über Probleme zu reden, kann aber nicht bedeuten, vorgefertigte, abrufbereite Antworten parat zu haben. Es muss reichen, sich als Mensch anzubieten, der bereit ist zuzuhören.

Mit der unterstützenden Kenntnis der Technik der Gesprächsführung, die wir als bekannt voraussetzen, kann dem Sterbenden geholfen werden, sich mit seinen Problemen auseinanderzusetzen, damit er selbst Antworten auf seine Fragen zum Leben und Sterben findet.

Pflegepersonen sollten den Aspekt der Echtheit und der Kongruenz – Übereinstimmung zwischen verbaler und nonverbaler Kommunikation – beachten. Wenn die Pflegeperson selbst Schwierigkeiten mit den vom Sterbenden angesprochenen Themen hat, es ihr unangenehm ist oder Angst macht, ist es schwierig, ein helfendes Gespräch zu führen. Die Pflegeperson sollte selber die Bereitschaft zum Zuhören spüren, da sie nicht weiß, auf welche Dinge sie in einem solchen Gespräch zu sprechen kommt. Die Gefahr, etwas zu überhören oder falsch zu verstehen, ist immer dann gegeben, wenn die Bereitschaft zum Zuhören fehlt. Merkt die Pflegeperson in einem Gespräch, dass sie ratlos oder unsicher ist, sollte sie dies ihrem Gesprächspartner mitteilen, denn wir können davon ausgehen, dass der Sterbende diese Unsicherheit spürt (Scheidt/Eikelbeck 1991: 46 f.).

Schwierigkeiten treten vor allem dann auf, wenn sich beim Sterbenden eine Diskrepanz zwischen Wort und Sinngehalt seiner Äußerungen zeigt. Der Sterbende sendet Signale zur Gesprächsbereitschaft aus, die aber die Pflegeperson nicht immer klar deuten kann. Er benutzt eine dem Pflegenden (noch) unbekannte Symbolsprache, sendet verschlüsselte Botschaften.

Es ist zwar nicht ungefährlich, in allen Äußerungen gleich Hintergründiges zu vermuten; trotzdem sind solche möglichen Zusammenhänge hilfreich, um die verschlüsselten Nachrichten von Sterbenden wahrzunehmen.

Für den Pflegenden kann es sehr anstrengend sein, sich ständig in einer sensiblen Anspannung für Gespräche bereit zu halten und nach dem verborgenen Sinn hinter den Worten zu suchen. Das kann dazu führen, dass die Pflegeperson sich zeitweilig kraftlos und entmutigt fühlt. Dies wiederum kann zur Konsequenz haben, dass sie nur auf den vordergründigen Sinn der Patientenäußerung eingeht und somit der für sie unangenehmen Situation entkommt (Piper 1988: 106 ff.).

Beispiele für die Symbolsprache Sterbender

Ängste: Sie können sich ausdrücken durch den Hinweis auf knappes Geld. Dazu beschreibt Piper ein Gespräch zwischen einer Sozialarbeiterin und einer Patientin in einem Krankenhaus. Die Patientin bat die Sozialarbeiterin, ihre Geldbörse aus der Nachttischschublade zu nehmen und das Geld darin zu zählen. Die Patientin war beunruhigt über den geringen Betrag und überlegte, wie sie sich Geld beschaffen könnte. Sie kam zu dem Schluss, dass das Geld noch bis Donnerstag reichen würde. Die Sozialarbeiterin war über dieses Gespräch verwundert. Denn es gab nichts, wofür die Patientin das Geld hätte ausgeben können. Warum war diese Patientin so unruhig? – Am Donnerstag verstarb die Patientin.

Ängste können sich auch ausdrücken durch den Ruf nach der Mutter oder dem Vater, durch Gegenstände, die vermisst werden, durch Erinnerungen an Hunger- und Inflationszeiten.

Todeserwartung: Sie ist häufig gekennzeichnet durch Gespräche über Reisen, die noch stattfinden sollen, durch den Wunsch nach geöffneten Fenstern oder Türen und Erinnerungen an die Kindheit.

Bedrohung: Sie wird oft in Traumbildern, Geschichten, Gleichnissen ausgedrückt. Ein Symbol, dem wir bei Sterbenden sehr häufig begegnen, ist das Reisemotiv. Menschen, die durchaus über ihren Zustand aufgeklärt sind, können plötzlich ihre Umwelt damit überraschen, dass sie eine Reise planen. Dafür lassen sie sich unter Umständen sogar Reiseprospekte kommen oder bitten darum, dass man ihnen hilft, ihren Koffer zu packen.

Wir halten es für wichtig, die Symbolsprache sterbender Menschen kennen zu lernen. Sie sagt viel darüber aus, was der Kranke von den Vorgängen in seinem Körper wahrnimmt und welche Vorstellung er mit dem Tod verbindet.

Mit der Annäherung an den Tod nehmen beim Sterbenden meist Schwäche und Müdigkeit zu, dies erschwert eine Kontaktaufnahme oder die Aufrechterhaltung eines bestehenden Kontaktes. Stellt sich im weiteren Sterbeprozess eine Desorientierung beim Sterbenden ein, wird es für die Pflegenden nahezu unmöglich, die Bedürfnisse des Sterbenden zu erfahren. Ein noch größeres Problem stellt die Begleitung komatöser oder bewusstloser Sterbender dar. Hier bleibt die Pflegekraft häufig auf sich selbst gestellt. Eine wichtige Hilfe in einer solchen Situation können Angehörige oder Freunde des Sterbenden sein, da diese häufig mit der Biografie des Betroffenen vertraut sind.

Die Basale Stimulation kann zwar nicht die verbalen Verständigungsschwierigkeiten auflösen bzw. die Symbolsprache sterbender Menschen entschlüsseln, sie kann aber über die schon angesprochene Verbesserung der Beziehung (Vertrauen) dem Sterbenden helfen, die ihn schützende Symbolsprache zu verlassen und somit für seinen Begleiter verständlicher zu werden.

4.4 Nonverbale Kommunikation mit Sterbenden

Körpersprache und nonverbale Kommunikation spielen im menschlichen Sozialverhalten eine zentrale Rolle. Die Körpersprache beinhaltet die Körperhaltung, die Körperbewegung, Gesten und Mimik, Blickrichtung, räumliche Nähe und Einstellung sowie den Körperkontakt. Durch verschiedene Körpersignale können unterschiedliche Botschaften übermittelt werden: emotionale Zustände, Einstellungen zu anderen Menschen, Äußerungen über das Selbst; ferner unterstreicht die Körpersprache die verbalen Äußerungen, indem sie die Rede veranschaulicht, ein Feedback gibt, sie synchronisiert oder durch Zeichensprache ersetzt.

Zwei Teilbereiche der oben aufgeführten Elemente der Körpersprache werden wir im Folgenden näher erläutern, da sie einen besonderen Einfluss auf die Beziehung zwischen Pflegeperson und Sterbenden nehmen und für die Anwendung der Basalen Stimulation Voraussetzung sind: Körperkontakt und Nähe.

Körperkontakt ist die ursprünglichste Form der sozialen Kommunikation. Der Tast- oder Berührungssinn ist als erster der fünf Sinne ausgebildet. Über Berührung nimmt der Embryo von Anfang an seine Umgebung wahr, das Kleinkind macht über sie seine ersten Erfahrungen, durch Berührung wird seine Entwicklung hauptsächlich gefördert, und zwar sowohl menschliches Sozialverhalten als auch menschliche Bewegung betreffend.

Berührung nimmt aber nicht nur Einfluss auf die Entwicklung des Sozialverhaltens und der Bewegung, sondern ebenso auf das Wachstum, die Abwehrfähigkeit, die geistige Entwicklung und Stabilität eines Menschen (Grossmann-Schnyder 2000).

> Kein Lebewesen kann auf Dauer ohne Berührung und Kontakt existieren. Behutsame zwischenmenschliche Berührung vermittelt von Geburt bis zum Tod das Gefühl von Nähe, Geborgenheit und Anwesenheit und beeinflusst entscheidend unsere Wahrnehmung, Gefühle, Gedanken, unser Wohlbefinden und unsere Heilungsprozesse. (Sieveking 1997: 57)

Berührungen gehören zum pflegerischen Alltag und werden oft zur Routine. Pflegepersonen berühren den zu Pflegenden unzählige Male im Laufe eines Tages.

Berührungen können unterschiedliche Qualitäten aufweisen: Sie können unangenehm, hart, schmerzhaft, oberflächlich, streifend, behutsam, klar, eindeutig, fest oder liebevoll sein. Die meisten Berührungen in der Pflege sind jedoch zweckmäßig, schnell und routiniert. Berührung wird häufig als Mittel zum Zweck angesehen, deshalb wird auch nicht über ihre Wirkung nachgedacht (Nydahl/Bartoszek 1997: 49).

Berührung ist aber viel mehr als nur Mittel zum Zweck. Berührung ist Begegnung, ist Kommunikation, ist Interaktion. Gerade wer im pflegerischen Umgang Menschen berührt, sollte sich des Zusammenhangs von Kontaktfähigkeit und guter Berührungsqualität und damit der unterschiedlichen Wirkung seines Berührens bewusst sein. In jeder Berührung drückt sich die Beziehung zwischen Berührtem und Berührer aus. Wer auf freundliche Weise berührt wird, spürt, dass er geschätzt wird. Wertschätzung erzeugt Selbstvertrauen und Wohlbefinden. Wertschätzung setzt voraus, dass man sein Gegenüber als Mensch wahrnimmt und ihm begegnet.

Berührungen können beeinflussen. Sie können den Berührten ablenken oder seine Gefühle in eine bestimmte Richtung lenken. Sie können von Schmerzen ablenken, können Trauer aushalten lassen oder trösten.

Berührungen zeigen Nähe. Aber wie viel Nähe kann der Sterbende zulassen und wie viel Nähe kann eine Pflegeperson geben? Diesen Fragen werden wir im folgenden Abschnitt nachgehen.

Nähe: Da Pflegende an Körperbereichen Kontakt aufnehmen, die normalerweise sogar für Eltern und intime Freunde tabuisiert sind, ist es notwendig, sich dieser Zonen bewusst zu sein.

In meinen (M. K.) Basiskursen für Basale Stimulation konnte ich immer wieder feststellen, wie unterschiedlich die Teilnehmer Berührung zulassen konnten. Es gab immer wieder in bestimmten Bereichen, die als sehr intim bezeichnet wurden –

Genitalbereich, Brüste bei Frauen, Gesicht und Füße –, und in Bereichen, die als weniger intim angesehen wurden – Hände, Rücken, Waden –, Übereinstimmungen. Aber auch hier wurde das Zulassen einer Berührung immer von der berührenden Person und deren Intention abhängig gemacht.

Diese Erfahrungen machten uns deutlich, wie individuell verschieden Menschen Berührung und damit auch Nähe empfinden.

Deshalb bedarf es großer Behutsamkeit, eines großen Einfühlungsvermögens und Vertrauens.

Im Allgemeinen können sich Menschen vor zu viel Nähe schützen. Sie können sich abwenden, eventuell fortgehen. Sind sie aber so sehr beeinträchtigt, dass ihnen dies nicht mehr möglich ist, reagieren sie oftmals mit einer veränderten Atmung – schnelle, oberflächliche Atmung – oder durch einen veränderten Muskeltonus. Dies konnten wir häufiger während unserer Tätigkeit im Hospiz beobachten. Der Patient/Sterbende kann der Pflegeperson durch einen abgewendeten Blick, durch veränderte Atmung oder einen erhöhten Muskeltonus signalisieren, dass ihm die Nähe unangenehm ist.

Die Pflegekraft sollte sensibel für diese Signale sein und entsprechende Konsequenzen daraus ableiten, sobald ihr die Ursachen für die Reaktion des Patienten bekannt sind.

Pflegekräfte, die Probleme mit der Nähe zu bestimmten Patienten haben, sollten dies im Team besprechen und eventuell einen Kollegen bitten, diesen Patienten zu versorgen.

Ein Verhältnis gegenseitiger Achtung und Wertschätzung zwischen Patient und Pflegekraft ist von großer Bedeutung für die Anwendung basal stimulierender Maßnahmen. Komatösen Patienten sollte selbstverständlich die gleiche Wertschätzung und Achtung entgegengebracht werden, auch wenn diese sie nicht erwidern können.

Wie Berührung in der Begleitung Sterbender gezielt eingesetzt werden kann und welche Rolle unsere Hände und unser Körper dabei spielen, soll in den nächsten Kapiteln verdeutlicht werden.

5. Basale Stimulation

Definition

- Basale Stimulation versteht sich als eine Herangehensweise in erzieherischen und pflegerischen Handlungsfeldern.

- Sie wendet sich an Menschen mit erheblichen, dauerhaften bzw. vorübergehenden, reduzierten Austausch- und Interaktionsaktivitäten, die in hoher Abhängigkeit von anderen Menschen leben.

- Basale Stimulation spricht über die unmittelbare sensorische Aufnahmefähigkeit die behinderten Menschen/Patienten an. Berührung – somatische Anregung – spielt eine zentrale Rolle im täglichen gemeinsamen Handeln.

- Darüber hinaus bedient sich Basale Stimulation der Möglichkeit vestibulärer und vibratorischer Anregung zur Orientierung im Hier und Jetzt. Ein zentrales Ziel ist der Aufbau einer stabilen (Körper-) Identität.

(Bienstein et al. 1997: 13)

1975 entwickelte Andreas Fröhlich, zu diesem Zeitpunkt Sonderpädagoge am Reha-Zentrum für körper- und mehrfachbehinderte Kinder und Jugendliche in Landstuhl, das Konzept der Basalen Stimulation zur Förderung geistig und körperlich behinderter Kinder. Dieses Konzept geht davon aus, dass auch schwerst wahrnehmungsgestörte Kinder etwas wahrnehmen können.

Diese Kinder brauchen gezielte und systematische Informationen – über Stimulationen – über sich selbst und ihre Umwelt. Sie benötigen eine Kommunikation, die sie wahrnehmen und vielleicht auch auf gleicher Ebene beantworten können. Diese Stimulationen müssen klar und eindeutig sein, an bekannte Erfahrungen anknüpfen und darauf aufbauen, damit sie keine Ängste auslösen und nicht bedrohlich auf das Kind wirken.

Basale Stimulation will den Mangel an Eigenerfahrungen, Eigenbewegung und Auseinandersetzung mit der Umwelt kompensieren.

Andreas Fröhlich stellt in seinem Buch «Basale Stimulation» (1993) fest, dass schwer behinderte Kinder und Erwachsene sowie alte Menschen oftmals sehr ähnliche Bedürfnisse haben:

- Sie brauchen viel körperliche Nähe, um direkte Erfahrungen machen zu können.
- Sie brauchen körperliche Nähe, um andere Menschen wahrnehmen zu können.
- Sie brauchen den Pädagogen/Therapeuten, der ihnen die Umwelt auf einfachste Weise nahebringt.
- Sie brauchen jemanden, der sie auch ohne Sprache versteht und sie zuverlässig versorgt und pflegt.

(Fröhlich 1993: 14 f.)

Diesen Bedürfnissen versucht die Basale Stimulation gerecht zu werden, indem sie den Menschen in seiner Ganzheit betrachtet. In diesem Zusammenhang spielt auch die Biografie des zu Betreuenden eine wichtige Rolle.

Fröhlich geht in seinem Konzept davon aus, dass die Summe aller sensorischen Erfahrungen, aller kommunikativen Erlebnisse, die Erfahrungen mit dem eigenen Körper, aber auch die mit anderen Menschen, uns zu dem gemacht haben, was wir jetzt sind (ebd.: 18).

Das Konzept der Basalen Stimulation wurde in den 1980er Jahren von Christel Bienstein, in Zusammenarbeit mit Andreas Fröhlich in die Krankenpflege übernommen.

Bienstein und Fröhlich stellten fest, dass die Förderungsmöglichkeiten für behinderte Kinder ebenso bei wahrnehmungsgestörten Erwachsenen Anwendung finden können.

Die ersten Erfahrungen mit der Basalen Stimulation bezogen sich auf:

- bewusstlose, beatmete Patienten
- Hemiplegiepatienten
- desorientierte Patienten
- Patienten in somnolenten Krankheitszuständen
- Patienten mit Morbus Alzheimer
- Apalliker.

Im Laufe der Jahre wurde das Konzept weiterentwickelt und fand Einzug in den Pflegealltag von Krankenhäusern und Altenpflegeheimen.

Auch in der Pflege von Erwachsenen gilt es, an schon gemachte Erfahrungen anzuknüpfen. Aber anders als bei Fröhlich, der mit Kindern arbeitet, die bestimmte Erfahrungen noch nie gemacht haben, arbeiten Pflegende in Krankenhäusern und Altenpflegeheimen mit Menschen, die bereits über eine Vielzahl von Erfahrungen verfügen. Dies erleichtert oftmals die Auswahl der Stimulationsreize, die dem Patienten angeboten werden können.

Die Kenntnisse über die individuellen Erfahrungen sind von entscheidender Bedeutung für die Pflege im Sinne der Basalen Stimulation. Auch das Wissen der Pflegekraft um die Biografie des zu Pflegenden ist sehr wichtig. Eine weitere Voraussetzung besteht darin, den Patienten als gleichwertigen Partner zu verstehen, als ganzheitlichen Menschen – ganzheitlich = Körper, Geist und Seele – mit einer individuellen Geschichte und seinem Bedürfnis nach Ausdruck und Kommunikation. Basal stimulierende Pflege versteht sich nicht als ein Aneinanderreihen von Maßnahmen, sondern wird mit dem Patienten gemeinsam durchgeführt. Pflege soll als ein Angebot verstanden werden, über dessen Annahme der Patient entscheiden kann.

Basal stimulierende Pflege bildet die Basis zur Kommunikation. Es muss eine Kommunikationsform gewählt werden, die der Patient wahrnehmen und verarbeiten kann. Dies bedeutet, dass der Pflegende sich auf die Ebene des zu Pflegenden begeben muss. Angebote müssen deshalb oft einfachster Art sein. Der Patient soll sich selbst erleben, die Grenzen seines Körpers erspüren, die Welt außerhalb seines Körpers wahrnehmen, die Anwesenheit einer anderen interessierten Person fühlen. Dies kann z. B. durch eine basal stimulierende Ganzkörperwaschung oder -massage, durch eine dem Patienten vertraute Schlafposition, durch eine bekannte Geschmacksrichtung, einen bekannten Geruch, eine vertraute Melodie oder Stimmen geschehen.

Diese intensive nonverbale Kommunikation setzt eine entsprechende Qualität der Beziehung voraus. Diese Beziehung sollte dem Patienten Sicherheit geben, sie sollte individuell und kontinuierlich sein. In einer solchen Beziehung kann der Patient die eigenen Grenzen und damit die eigene körperliche und geistige Identität wiederfinden.

Die Kenntnisse der Pflegekraft über die Wahrnehmungsbereiche eines Menschen, die Bedeutung von Wahrnehmung und Wahrnehmungsstörungen, sind Voraussetzung, um die Auswahl der Stimulationsreize, die dem Patienten angeboten werden sollen, zu ermitteln.

Die Anwendung der Basalen Stimulation in der Begleitung Sterbender wie auch die Integration in ein Sterbebegleitungskonzept der jeweiligen Einrichtungen stellen wir im Weiteren vor.

6. Anwendungsbereiche der Basalen Stimulation in der Begleitung Sterbender

Wenn wir im Folgenden auf die verschiedenen Anwendungsmöglichkeiten der Basalen Stimulation bei Sterbenden eingehen, müssen wir erwähnen, dass es sich hier um unsere eigenen Erfahrungen in der Begleitung Sterbender handelt. Diese Erfahrungen konnten wir während unserer mehrjährigen Tätigkeit als Krankenschwester bzw. Altenpfleger im Malteser Hospiz St. Raphael in Duisburg-Hamborn sammeln.

Leider gibt es (noch) keine Literatur, die sich ausschließlich mit diesem Thema beschäftigt. Wir möchten auch darauf hinweisen, dass wir keine «Patentrezepte» vermitteln können. Die Beispiele, die wir nennen werden, beschreiben differenzierte Maßnahmen für individuelle Menschen. Wir hoffen aber, dass unsere Berichte für Pflegekräfte und pflegende Angehörige eine Hilfe und Anregung darstellen.

Bei unserer Darstellung nennen wir die Hospizpatienten *Bewohner* bzw. *Bewohnerin*.

Sollte den Lesern nicht bekannt sein, was die Hospizbewegung ist und für welche Ziele sie sich einsetzt, werden sie in Kapitel 7.1. mehr Informationen hierzu bekommen.

Vorweg sei nur die folgende Prämisse der Hospizarbeit genannt: Bei allen pflegerischen Maßnahmen und allen damit verbundenen Angeboten ist der Sterbende derjenige, der den Weg und das Ziel vorgibt.

Wir bieten ihm Stimulationen an, die er annehmen kann. Öffnet ein sterbender Mensch sich uns gegenüber, sollten wir dies als Chance sehen, mit ihm zu kommunizieren und ihn zu begleiten. Wir dürfen *nicht* einem blinden Aktionismus folgen und ihn *nicht* auf einen Weg bringen, den zu gehen er eigentlich *nicht* bereit ist, einen Weg also, der die Interessen des Pflegepersonals oder der Angehörigen verfolgt, aber *nicht* seine. Dies würde es dem Sterbenden erschweren, *seinen* Weg zu finden. Wir müssen bereit sein, wenn der Sterbende es wünscht, ihn loszulassen, ihn gehen zu lassen.

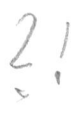

Ein Grundsatz der *Basalen Stimulation* lautet, das zu erhalten, was dem Patienten bekannt ist und von ihm geschätzt wird (Bienstein/Fröhlich 1993: 89). Damit wir dem Patienten Bekanntes anbieten können, sollten folgende biografische Informationen bekannt sein, die jederzeit erweiterungsfähig sind: (Diese Aufzählung stammt aus meiner Kursleiter-Ausbildung und wurde von Christel Bienstein erstellt.)

- Welche Personen/Person sind/ist dem Patienten wichtig?

- Welche Berührungen mag er – und wo mag er Berührung?

- Welche Berührungen mag er nicht – und wo mag er die Berührung nicht?

- Welche Vibrationen mag er, welche nicht?

- Welche Lage bevorzugt er und welche Lage empfindet er als unangenehm?

- Welche audio-rhythmischen Geräusche etc. sind ihm wichtig, welche audio-rhythmischen Angebote sind ihm unangenehm?

- Welche Gerüche bevorzugt er, welche lehnt er ab?

- Welche Geschmacksrichtungen bevorzugt er, welche lehnt er ab – feste Nahrung, Getränke?

- Welche Musik, welche Stimmen sind ihm angenehm oder unangenehm?

- Welche Materialien/Personen/Lebewesen tastet und fühlt er gerne, welche nicht?

- Was sieht er gerne, was nicht?

- Welche Sinne sind ihm besonders hilfreich?

Diese Aspekte der Biografie können wir vom Patienten selber oder von nahen Angehörigen – eventuell über einen Biografiebogen – erfahren und unmittelbar in die Pflege mit einbeziehen.

6.1 Somatische Stimulation

Somatische Stimulation umfasst die Wahrnehmungsmöglichkeiten der Haut, der Muskulatur und der Gelenke. Die Haut ist unser frühestes und größtes Wahrnehmungsorgan (Bienstein/Fröhlich 1993: 23). Wie am Anfang des Lebens, wo verbale Kommunikation noch nicht möglich ist, kann auch am Ende des Lebens Körperkontakt der einzige Zugang, die einzige Möglichkeit für eine Kontaktaufnahme, für Kommunikation mit dem Menschen sein.

Allgemeine Ziele der somatischen Stimulation sind: dem Patienten eindeutige Informationen über sich selbst und seinen Körper zu vermitteln; das Körperbewusstsein wieder herzustellen; Wohlbefinden, Orientierung, Anregung, Grenzen und Abgrenzungen und schließlich Identität erfahrbar zu machen (Nydahl/Bartoszek 1997: 48).

> Ziele der somatischen Stimulation bei Sterbenden ergeben sich aus den Bedürfnissen des Sterbenden und dem Zustand (Phase), in dem er sich befindet.

Die einfachste Art, somatische Empfindungen erfahrbar zu machen, ist die Berührung (ebd.: 48). Berührungen finden in erster Linie durch unsere Hände statt.

Berührungen durch unsere Hände können den Sterbenden neugierig machen, sie können ihn aber auch erschrecken – dann kommt es zu einer taktilen Abwehr. Wir müssen die individuellen Erfahrungen berücksichtigen, die ein Mensch im Laufe seines Lebens mit Berührungen gemacht hat. Es kann vorkommen, dass eine negative Erfahrung z. B. mit Vergewaltigung oder Schmerzen mit einer bestimmten Art von Berührung verbunden wird. Auch die aktuelle Situation, in der sich der Sterbende befindet – Trauer, Schmerzen, Hilflosigkeit –, ist für die Kontaktaufnahme durch Berührung von entscheidender Bedeutung. Besonders bei älteren Menschen ist zu berücksichtigen, dass sie in einer «leibfeindlichen und schamhaften Zeit» aufgewachsen sind.

Damit in der Pflege keine unklaren Informationen durch Berührung vermittelt werden, nennen Bienstein und Fröhlich einige Punkte, die berücksichtigt werden sollten:

- Vermeidung punktueller Berührungen

- Vermeidung aller oberflächlich streifenden Berührungen

- Vermeidung aller abgehackten, fliehenden und zerstreuenden Berührungen

- überhastete Arbeitsweise vermeiden. Bei hastiger Arbeit werden unklare Informationen vermittelt, und unklare Informationen stiften Verwirrung.

- Berührungen ruhig mit flächig aufgelegter Hand deutlich beginnen und enden – zu häufig dominieren noch unsere Finger bei Berührungen des Patienten.

- vorüberziehend mit konstantem Druck arbeiten

- möglichst nach allgemeiner Absprache auf der Station für bestimmte Patienten eine Initialberührung ritualisieren; die Begrüßung durch Handschlag ist z. B. im gesellschaftlichen Allgemeingebrauch eine ritualisierte Initialberührung. Bei Ritualisierung einer Initialberührung möglichst eine Berührung am Körperstamm, z. B. Schulter, also zentral, wählen; Berührungen an der Peripherie,

z. B. an Händen und Fingern, rufen häufig Abwehrreaktionen hervor (Bienstein/ Fröhlich 1993: 24 f.).

Soll der Sterbende *Informationen über die Beziehung* zu ihm erhalten, kann dies über *Haut-zu-Haut-Kontakt* vermittelt werden, die Hand der Pflegeperson berührt z. B. den Arm des Sterbenden oder sie führt eine Einreibung oder Massage durch. Einreibung und Massage können als Möglichkeit zum Dialog mit dem Sterbenden verstanden werden. Eine Möglichkeit zum Dialog mit dem Sterbenden bietet die *atemstimulierende Einreibung* (ASE; Durchführung siehe unten). Sie kann dazu beitragen, dem Sterbenden seine Atmung bewusst zu machen. Sie kann bei unruhigen Patienten zu einer Beruhigung führen. Durch sie kann Vertrauen aufgebaut werden, und sie kann dazu beitragen, dass ein Mensch, der eher verschlossen ist, sich öffnet.

Durch den intensiven körperlichen Kontakt, die ruhigen gleichmäßigen Berührungen, wird dem Sterbenden Sicherheit vermittelt. Durch das gemeinsame Atmen wird ein Verständnis, eine Verbundenheit ohne Worte geschaffen. Unsicherheiten seitens des Sterbenden können aufgefangen werden, der Sterbende fühlt sich akzeptiert.

Möchte die Pflegeperson, dass dem Sterbenden *Informationen über sich selbst* vermittelt werden, sollte ein *Medium* – Handtuch, Waschhandschuh, etc. – eingesetzt werden und die entsprechenden Berührungen mit diesem ausgeführt werden. Ein Medium schafft eine Distanz zwischen Pflegeperson und Patient, die nötig ist, damit sich der Patient ganz auf seinen Körper konzentrieren kann.

Wir möchten dies an einem Beispiel aus unserer Arbeit im Malteser Hospiz St. Raphael verdeutlichen.

Beispiel 1

Ein Bewohner mit Bronchialkarzinom klagte über starke Atemnot, er saß an der Bettkante, liegen konnte er in dieser Situation nicht.

Er bekam Sauerstoff über eine Nasensonde zugeführt und die von seinem Hausarzt für solche Situationen verordneten Medikamente verabreicht.

Dies alles half ihm in seiner Situation anscheinend nicht. Ich [M. K.] machte ihm den Vorschlag, ihm seinen Rücken einzureiben. Er war sofort einverstanden. Ich führte eine ASE durch, schon nach wenigen Minuten begann der Bewohner ruhiger zu atmen. Als ich die Einreibung beendet hatte, setzte ich mich zu ihm auf die Bettkante, und der Bewohner, der als sehr verschlossen galt, sprach mit mir über seine Befürchtung, nicht mehr genügend Zeit zu haben, all seine «Dinge» zu erledigen, und auch über seine Angst zu ersticken.

*Ich bot ihm an, die Einreibung, wenn er es wünscht, zu wiederholen und signa-
lisierte ihm damit auch gleichzeitig meine Gesprächsbereitschaft.*

*Ich verließ nach diesem Gespräch sein Zimmer, und als ich ihn nach 30 Minuten
erneut aufsuchte, schlief er tief und fest.*

*In den folgenden Wochen bat er mehrmals um eine ASE, und jedes Mal folgte
ein intensives Gespräch, das von ihm eröffnet wurde.*

Nydahl und Bartoszek weisen zu Recht darauf hin, dass die Anwendung der ASE
in einem Kurs für Basale Stimulation erlernt werden sollte. Die ASE bedarf sehr
viel Übung und sie muss vor allem richtig angewandt werden, um ihre therapeu-
tische Wirkung zu entfalten (Nydahl/Bartoszek 1997: 91).

Unseren Ansatz der Basalen Stimulation bei Sterbenden vermitteln wir in Fortbildungen und in der Ausbildung zur Alten- und Krankenpflegefachkraft. Daher
freut es uns besonders, wenn wir von ehemaligen Teilnehmer/innen Rückmeldung
bekommen über die erfolgreiche Anwendung dieses Ansatzes in der jeweiligen
Praxis. Das nächste Beispiel ist eine Rückmeldung auf eine Fortbildung.

Beispiel 2

*Herr L. ist 86 Jahre alt. Er ist ein feiner Herr, der sehr viel Wert auf sein Äußeres
legt. Er hat, so denke ich* [die Pflegeperson, von der die Rückmeldung stammt;
Anm. der Autoren], *trotz seines Alters bis zu seiner Tumorerkrankung aktiv am
Leben teilgenommen; Grund zu dieser Annahme geben seine zahlreichen guten
Bekanntschaften. Seine Frau ist schon vor längerer Zeit gestorben, heute kümmern
sich seine beiden Schwestern um ihn, die ihn jeden Tag besuchen. Es gibt noch eine
junge Frau, die den Kontakt zu ihm pflegt und die einen sehr liebevollen und fast
zärtlichen Umgang mit ihm hat. Über diesen Besuch freut sich Herr L. besonders.
Seine Tumorerkrankung und auch die Umstände des langen Liegens zehren an
seinen Kräften. Im Laufe der Zeit stellten sich gelegentliche Verwirrtheit und
Depression ein. Es gibt Tage, an denen Herr L. weder Nahrung noch Flüssigkeit
zu sich nimmt, mit der klaren Aussage, er wolle sterben. Sein Allgemeinzustand
ließe sich als eine Wellenbewegung darstellen. Seit 14 Tagen verweigert er die
Medikamentenaufnahme, was seinen Zustand keinesfalls verschlechtert hat.*

*Ich habe mich in der Pflege von Herrn L. um einen liebevollen und auch kör-
perkontaktpflegenden Stil bemüht. Vor einigen Tagen, ich war seit längerem nicht
zur Pflege bei Herrn L. eingeteilt, begrüßte mich Herr L. mit den Worten: «Bitte
lass mich in Ruhe, quäl mich nicht . . .». Wie sich Tage später herausstellte dachte
er, wir wollten ihn umbringen. Nachts sah er, wie sein Bett in Flammen aufging;*

er verweigerte jegliche Form oraler Gaben aus Angst, vergiftet zu werden. Er hatte vorher immer großen Wert auf die Mundpflege gelegt, die er in dieser Phase in keiner Form zuließ.

Hier ging es nun darum, den Versuch zu unternehmen, Vertrauen aufzubauen.

Da Herr L. sehr schwerhörig ist, habe ich ihn geweckt, in dem ich ihm meine Hand auf die Schulter gelegt habe. Ich habe ihn erst rasiert, und dann habe ich ihn aktivierend gewaschen. Dann habe ich ihn mit einer Schülerin zusammen auf die Bettkante gesetzt und habe mich breitbeinig, wie ein lebendiger Sessel, hinter ihn ins Bett gesetzt und habe ihn gehalten. Die Schülerin hat ihm dann bei der Mundpflege assistiert und sie teilweise ganz übernehmen müssen.

Danach hat sich die Schülerin vor ihn gestellt, seine Hände auf ihre Schultern gelegt und ihn an den Schultern gehalten. Ich habe bei ihm dann eine ASE ausgeführt. Nachdem wir ihn dann wieder ins Bett gelegt hatten, hat er mir das Gesicht gestreichelt und sich bedankt. An diesem Morgen hat er seit langem wieder gefrühstückt.

Die Veränderung war so deutlich, dass die Kollegen sie bei einem kurzen Blick in das Zimmer bemerkten.

An den nächsten drei Morgen haben wir die Pflege nach dem gleichen Ablauf wiederholt und haben den Zustand seit jetzt 4 Tagen halten können.

Durchführung einer atemstimulierenden Einreibung

Der Patient wird zuerst in eine Lage gebracht, in der wir die Einreibung gut durchführen können. Immobile Patienten können in eine 135°-Lagerung gebracht werden, mobile Patienten können, wie oben beschrieben, auf der Bettkante sitzen oder umgekehrt auf einen Stuhl mit Stützmöglichkeit vor der Brust. Die Pflegeperson trägt keine Handschuhe und keine Ringe. Der Rücken wird mit einer W/O-Lotion langsam von oben nach unten eingecremt. Der Körperkontakt wird während der gesamten Einreibung beibehalten und nicht unterbrochen.

Nachdem die Creme auf dem Rücken verteilt ist, beginnt die Pflegeperson mit beiden Händen, die sie am Nacken rechts und links neben der Wirbelsäule ansetzt, in kreisförmigen Bewegungen Richtung Steiß die Einreibung durchzuführen. Ihre Finger bleiben geschlossen und ihre Hände liegen ganzflächig auf.

Die Einreibung beginnt mit der Ausatmung. Der Wechsel zwischen Ein- und Ausatmung erfolgt im Verhältnis 1: 2 (Nydahl/Bartoszek 1997: 92).

Weitere Möglichkeiten zum pflegerischen Dialog stellen die Ganzkörperwaschung und das Vollbad dar. Eine der frühesten positiven Erfahrungen des Menschen sind seine Erlebnisse als Embryo im Uterus. Das Fruchtwasser ist hier ein besonders positives Element. An diese positiven Erfahrungen knüpft die Basale

Stimulation an (Bienstein/Fröhlich 1993: 44). Das Ziel der basal stimulierenden Waschung bei Sterbenden soll individuell von dem Zustand des Sterbenden und seinen Ressourcen abhängig gemacht werden.

Formen der Ganzkörperwaschung (GKW)

- Beruhigende GKW

- Belebende GKW

- Entfaltende GKW

- Basal stimulierende GKW

- GKW bei Hemiplegie

- Geführte GKW

Bei sterbenden Menschen, die unruhig und ängstlich sind oder die Schmerzen haben, ist es sinnvoll, eine beruhigende Waschung durchzuführen. Dies gilt auch für verwirrte Patienten.

Die belebende und entfaltende Waschung fand im Hospiz nur in seltenen Fällen Anwendung, ebenfalls die GKW bei Hemiplegie. Im Gegensatz dazu fand die beruhigende und geführte GKW häufiger Anwendung.

Im Folgenden werden wir zu einzelnen Waschungen Beispiele nennen und die Durchführung erklären.

Beispiel 3

Bewohnerin, 67 Jahre, fortgeschrittenes Stadium Creutzfeldt-Jakob-Erkrankung.

Die Bewohnerin war verbal nicht ansprechbar. Auf Anordnung des Hausarztes achteten wir darauf, dass sie seitlich gelagert wurde. Sie in eine Rückenlage zu bringen, war nur möglich, wenn jemand vom Pflegepersonal oder eine Angehörige dabei war (Aspirationsgefahr durch starke Bronchialsekretbildung). Die Bewohnerin lag überwiegend in Embryonalstellung.

Da sie sehr stark schwitzte, wurde mindestens 2-mal täglich eine Ganzkörperwaschung durchgeführt. Der Intimbereich wurde ca. 30 Minuten vor der eigentlichen Ganzkörperwaschung versorgt, da die Bewohnerin auf diese Versorgung mit vermehrter Sekretbildung im Bronchialtrakt, einer schneller werdenden Atmung und einem erhöhten Muskeltonus reagierte. Wir – das Team – konnten daraus schließen, dass ihr die Versorgung des Intimbereichs durch uns sehr unangenehm war.

Am Anfang jeder Waschung wirkte die Bewohnerin sehr «verkrampft», aber schon während der beruhigenden GKW wurde sie zunehmend lockerer, die Atmung wurde ruhiger, und die Sekretbildung ließ nach. Nach Beendigung der GKW wurde die Bewohnerin mit einer ihr bekannten Körperlotion eingecremt, danach wirkte sie sehr entspannt und konnte ohne Schwierigkeiten gelagert werden.

Beispiel 4

Bewohnerin, 72 Jahre, Mammakarzinom mit Metastasen, inkompletter Querschnitt.

Als die Bewohnerin ins Hospiz kam, war sie desorientiert und aggressiv dem Pflegepersonal und ihrer Tochter gegenüber. Schon im Krankenhaus, aus welchem sie ins Hospiz kam, war sie verwirrt gewesen.

Die Tochter war darüber sehr entsetzt, da sie ihre Mutter nur als freundlichen, hilfsbereiten Menschen gekannt hatte.

Wir überlegten gemeinsam, wie wir der Bewohnerin aus ihrer Situation heraushelfen konnten.

Die wichtigsten biografischen Daten der Bewohnerin waren uns durch die Tochter bekannt. Aus ihrer Lebensgeschichte ging unter anderem hervor, dass sie es liebte, lange und ausgiebig zu baden, und gerne hin und wieder ein Glas Sekt trank.

Als wir der Bewohnerin ein Vollbad anboten, nahm sie diesen Vorschlag auch sehr gerne an. Sie fühlte sich sofort wohl in dem warmen Wasser. Ich setzte mich auf einen Stuhl neben der Badewanne.

Während die Bewohnerin ihr Vollbad genoss, tranken wir gemeinsam ein Glas Sekt und unterhielten uns angeregt. Nach diesem Vollbad war die Bewohnerin – bis zu ihrem Tod einige Monate später – weder desorientiert noch aggressiv.

Auch konnten während der Zeit bis zu ihrem Versterben ihre Ressourcen berücksichtigt werden, z. B. führte sie einen großen Teil ihrer GKW selber durch. Wir konnten Vertrauen aufbauen und viele offene Gespräche führen.

Die Tochter der Bewohnerin und wir waren sehr froh, aber auch sehr überrascht, was dieses Vollbad und ein Glas Sekt bewirkt hatten.

Durchführung einer beruhigenden GKW

Die Waschung erfolgt mit der Haarwuchsrichtung – eine beruhigende Einreibung ebenfalls.

Die Wassertemperatur sollte 10° über der aktuellen Körpertemperatur liegen, jedoch nicht mehr als 42°, da das Wasser sehr schnell abkühlt.

Anfänglich verwenden wir nur Wasser, später können wir einen Zusatz verwenden, der dem Bewohner vertraut ist.

Die GKW sollte nicht länger als 20 Minuten dauern, da sie vom Bewohner und der Pflegekraft höchste Konzentration erfordert.

Es gab immer wieder Bewohner, die, als sie ins Hospiz kamen, relativ mobil waren und sich selber versorgten. Im Laufe der Zeit verschlechterte sich ihr Gesundheitszustand zunehmend, sodass sie sich nur mit Hilfe einer Pflegeperson versorgen konnten. In einem solchen Fall wurde die geführte GKW oder auch eine Teilwaschung angeboten.

Durchführung einer geführten GKW

Die geführte GKW soll die verbliebenen Aktivitäten des Bewohners und seine Autonomie unterstützen.

Die Waschbewegungen des Bewohners werden durch die Pflegeperson unterstützt.

Die unterstützende Waschung macht es möglich, selbst kleinste Eigenaktivitäten des Bewohners zu erspüren und zu unterstützen. Die gleiche Unterstützung kann dem Bewohner auch beim Putzen der Zähne oder beim Kämmen der Haare angeboten werden.

Sitzt der Bewohner auf einem Schemel oder in einem Stuhl mit Lehne vor dem Waschbecken, können wir uns hinter ihn stellen und ihn unterstützen. Wir können uns aber auch hinter den Bewohner auf die Bettkante setzen, eine Waschschüssel mit Wasser auf das Nachtschränkchen stellen und so die Waschung gemeinsam mit dem Bewohner durchführen. Dies setzt allerdings voraus, dass der Bewohner das Angebot als angenehm empfindet.

Wir legen den Ellenbogen des Bewohners in unseren und führen bzw. unterstützen mit der eigenen Hand seine Hand. Hilfreich kann es sein, wenn eine zweite Pflegeperson vor dem Bewohner steht und ihn beobachtet.

Es ist nicht immer leicht zu erkennen, welche Ressourcen ein Sterbender noch hat, und oftmals glauben wir, ihn *verwöhnen* zu müssen. Ich habe die Erfahrung gemacht, dass Sterbende, die *verwöhnt* werden wollen, dies auch deutlich zeigen. Jeder Sterbende sollte das Recht haben, selbst zu bestimmen, wie viel Hilfe er benötigt und von wem er diese Hilfe annimmt.

Lagerung

Eine weitere Möglichkeit der somatischen Stimulation bietet die Lagerung des Sterbenden.

Wie bereits beschrieben, kann sich unser Körpergefühl innerhalb weniger Minuten verändern und teilweise auch reduzieren. Für Sterbende, die im Abstand von zwei bis drei Stunden gelagert werden, gilt dies erst recht. Es ist natürlich sinnvoll, einen Patienten so oft wie möglich umzulagern. Wir müssen aber berücksichtigen, dass dies für einen sterbenden Menschen sehr anstrengend und somit sehr belastend sein kann. Manchmal reicht es auch, Kleinigkeiten zu verändern. Ein kleines Kissen unter einen bestimmten Körperteil zu legen, es nach einer Weile wieder zu entfernen und an einer anderen Stelle zu platzieren. Es kann auch ein gerolltes Handtuch verwendet werden – ebenfalls Felle, Decken und Lagerungskissen. Wir können auch die Arme des Patienten auf seinen Bauch legen. Durch die Atmung, mit der die Bauchdecke sich anhebt und absenkt, kann er sich wahrnehmen.

Das Hospiz verfügt über einige Wechseldruckmatratzen, die eine große Hilfe darstellen bei Bewohnern, die sehr kachektisch sind oder unter starken Schmerzen leiden. Diese Wechseldruckmatratzen haben auf der anderen Seite den Nachteil, dass der Bewohner *versinkt*. Um den Bewohner davor zu bewahren, sich zu verlieren, ist es besonders wichtig, die oben aufgeführten Maßnahmen durchzuführen. Ferner kann man die Matratze kurzzeitig auf *statisch* stellen. Dies bedeutet, dass alle Kammern der Matratze mit zusätzlicher Luft gefüllt werden, sodass der Auflagedruck fest und gleichmäßig ist. Es besteht auch die Möglichkeit der Teillagerung auf einer harten Unterlage. Eine weitere Lagerungsmöglichkeit, die das Körperbewusstsein unterstützt, ist die umgrenzende Lagerung. Hierbei werden zwei zusammengerollte Bettdecken oder zwei große Gesundheitskissen unter den Kopf und rechts und links an die Seiten des Bewohners gelegt, die Arme liegen auf den Decken. Dieses Nest lässt den Bewohner deutlich seine Körpergrenzen spüren. Vor allem ängstliche Bewohner haben diese Lagerung als angenehm empfunden, da sie sich geborgen fühlten innerhalb dieser Eingrenzung. Dieses *Nest* eignet sich auch sehr gut, um den Bewohner seitlich zu lagern. Vor den Bewohner, ab Brusthöhe, legen wir eine zusammengerollte Bettdecke, ein Bein des Bewohners befindet sich unter dieser Decke, das andere Bein liegt auf der Decke, unter den Kopf und am Rücken entlang legen wir ein Gesundheitskissen.

6.2 Taktil-haptische Stimulation

Unser taktil-haptischer Sinn – Tast- und Greifsinn – dient dazu, unsere Umwelt zu *begreifen*, zu identifizieren und differenzieren.

Dem Bewohner, dem es nicht mehr möglich ist, sein Umfeld zu ertasten, sollten Hände und Füße von der Pflegeperson oder den Angehörigen geführt werden.

Auch ein Ganzkörperspüren ist möglich. Es kann z. B. bei einem Wäschewechsel das entsprechende Wäschestück am Körper des Bewohners entlang geführt werden.

Wir können dem Bewohner Gegenstände des täglichen Gebrauchs zum (Be-) Fühlen in die Hand geben. Dabei ist Vorsicht geboten, denn der Bewohner erlebt nicht jedes Material als angenehm. Auch hier ist es möglich, dass uns die Biografie des Bewohners weiterbringt.

Beispiel 5

Bewohner, 42 Jahre, Aids im Vollbild.

Der Bewohner war sehr unruhig, atmete oberflächlich und nestelte ständig mit seinen Händen. Er hatte die Augen geschlossen und reagierte nicht auf unsere Ansprache.

Seine Mutter, die ihn täglich besuchte, fand keinen Zugang zu ihm und war sehr betrübt. Wir stellten fest, dass er flacher und schneller atmete, sobald die Mutter von seiner Katze sprach. Wir beschlossen, dass die Mutter am nächsten Tag die Katze mitbringen sollte. Die Katze war anfangs sehr unruhig, die Umgebung war ihr fremd; als sie das Zimmer inspizierte, sprang sie auf das Bett des Bewohners. Der Bewohner reagierte sofort mit einer oberflächlichen schnellen Atmung. Als die Katze sein Gesicht berührte, öffnete er die Augen. Wir nahmen seine Hand, um die Katze zu streicheln. Seine Atmung wurde ruhiger, und er fühlte sich sichtlich wohl. Die Mutter brachte die Katze in den folgenden Tagen noch einige Male mit, und jedes Mal öffnete der Bewohner die Augen. Der Katze bekam der Transport ins Hospiz nicht, und dort behalten konnten wir sie nicht. Wir haben dies dem Bewohner erklärt, wissen aber nicht, ob er uns verstanden hat. Seine Augen öffnete er nicht mehr, es gab wohl nichts mehr, was interessant genug für ihn war.

6.3 Vestibuläre Stimulation

Die vestibuläre Wahrnehmung dient in erster Linie der unwillkürlichen motorischen Steuerung des Gleichgewichts.

Schwerstkranke Menschen, die aus einem Krankenhaus zu uns ins Hospiz kommen, haben dort häufig die meiste Zeit in ihrem Bett verbracht. Es kommt nicht selten vor, dass sie sich noch einmal etwas erholen und den Wunsch äußern, das Bett zu verlassen.

Wir stellten fest, dass die Bewohner, denen wir vor dem ersten *Aufstehen* – aufstehen hieß in den meisten Fällen, den Bewohner vom Bett in einen Stuhl oder Sessel zu setzen – gezielte vestibuläre (und vibratorische, siehe Abschnitt 3.1.4) Angebote machten, selten Kreislaufschwierigkeiten aufwiesen und eine wesentlich längere Zeit in der sitzenden Position verbringen konnten als Bewohner, denen diese Angebote nicht gemacht wurden.

Verschiedene Möglichkeiten der vestibulären Stimulation

Zuerst einmal können alle bekannten Lagerungsmöglichkeiten genutzt werden. Dazu gehören die schiefe Ebene (ca. 15°), die 30°-Lagerung, die 60°-Lagerung und eventuell die 135°-Lagerung; letztere wird nur sehr selten toleriert. Eine weitere und auch sehr wichtige Möglichkeit, die genutzt werden kann, ist das Absenken oder die Erhöhung des Bettendes. Das Absenken des Bettendes ist uns besonders wichtig vor einer erstmaligen Mobilisation, damit der Bewohner wieder Schwere in den Beinen und Füßen spürt. Hierbei geben wir etwas Hartes unter die Fußsohlen. Eine zusätzliche Stimulation erreichen wir, wenn gleichzeitig das Kopfteil des Bettes erhöht wird.

Einige Bewohner – vor allem jüngere – ließen sich gerne im Patientenlifter schaukeln.

Vestibuläre Stimulation nimmt einen hohen Stellenwert in Zusammenhang mit der Nahrungsaufnahme ein.

Wir sind es gewohnt, unser Essen primär im Sitzen einzunehmen. Wird nun durch eine schwere Erkrankung eine Ernährungssonde notwendig, darf die Verabreichung der Sondenkost auf keinen Fall in einer liegenden Position stattfinden. Ein so genanntes *Völlegefühl* kann nur in einer aufrechten – sitzenden – Position entstehen (Bienstein/Fröhlich 1993: 78).

> Die Sondenernährung im flachen Liegen ist eine nicht nur mangelnde vestibuläre Stimulation, sondern stellt gleichzeitig in hohem Maße eine Pneumoniegefährdung dar. (ebd.)

Verabreichung der Nahrung über eine Magensonde oder PEG, orale Stimulation siehe Kapitel 3.1.5, «Orale Wahrnehmung».

Bienstein und Fröhlich weisen darauf hin, dass eine korrekte Lagerungsveränderung nicht nur für die innere Organstimulation des Magens von Bedeutung ist, sondern auch für Darm und Blase.

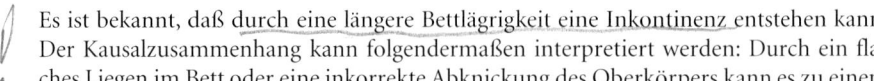

Es ist bekannt, daß durch eine längere Bettlägrigkeit eine Inkontinenz entstehen kann. Der Kausalzusammenhang kann folgendermaßen interpretiert werden: Durch ein flaches Liegen im Bett oder eine inkorrekte Abknickung des Oberkörpers kann es zu einem

Mangel an Stimulation des Blasensphinkters interna kommen. Der erwachsene Mensch fühlt seine Blase sowohl im Sitzen wie im Laufen recht deutlich, wenn diese sich füllt. Liegt ein Mensch nun über längere Zeit im Bett oder ist, wenn er erhöht gelagert ist, dann auch noch falsch abgeknickt, erhält der Blasensphinkter nur eine mangelnde Stimulation. Somit kommt es bei einem ersten Aufrichten zu einem Verschlußdefizit der Blase oder im Liegen zu einem Überlaufblaseverhalten. (Bienstein/Fröhlich 1993: 79 ff.)

Einige unserer Bewohner im Hospiz litten unter einer Überlaufblase, wir führen dies in einigen Fällen auf eine unphysiologische Abknickung des Oberkörpers zurück. Leider sind die Rückenteile der Betten für eine physiologische Lagerung der Bewohner zu kurz.

6.4 Vibratorische Stimulation   *Tao–due ,* /

Die vibratorische Stimulation zählt mit zu den Urerfahrungen eines jeden Menschen (vgl. Kap. 3.1.4).

Je älter ein Mensch wird, desto weniger werden bewusste vibratorische Stimulationen eingesetzt. Jede Mutter und jeder Vater hat mit Sicherheit schon einmal sein weinendes Kind beruhigt, indem sie/er es in den Arm genommen (somatische Stimulation), an sich gedrückt, hin und her geschaukelt (vestibuläre Stimulation) und «in das Kind hinein gesprochen» (vibratorische Stimulation) hat.

Fröhlich konnte dieses Verhalten auch bei Erwachsenen beobachten; z. B. wenn der Partner traurig ist, greift man oftmals zu den gleichen beruhigenden Stimulationsritualen (Bienstein/Fröhlich 1993: 82).

Die oben aufgeführten Kombinationen erwecken in vielen Menschen positive Assoziationen. Basale Stimulation versucht dort anzuknüpfen.

Beispiel 6

Bewohner, 29 Jahre, Aids im Vollbild, Methadonpflichtig.

Eine verbale Kommunikation mit dem Bewohner war möglich. Er war kachektisch und konnte weder laufen noch stehen (keine Kontrakturen).

Der Bewohner bekam regelmäßig Besuch von seinen Pflegeeltern, die sehr bemüht um ihn waren. Er bewegte sich nur wenig und verbrachte die überwiegende Zeit in seinem Bett. Vor pflegerischen Maßnahmen, die durchgeführt werden mussten, hatte er immer große Angst.

Wir stellten fest, dass der Bewohner Vibrationen, die mit einem kleinen Vibrationsgerät von einer Pflegekraft oder den Pflegeeltern durchgeführt wurden, sehr genoss. Seine Pflegeplanung beinhaltete deshalb in Bezug auf die vibratorische

Stimulation zwei Ziele, die mit dem Bewohner, mit den Pflegeeltern und dem Team abgesprochen wurden:

Nahziel: Vertrauen gewinnen, Ängste abbauen, Wohlbefinden fördern

Fernziel: Vor dem Bett stehen und eventuell einige Schritte gehen.

Dazu wurde das Vibrationsgerät an der Ferse angesetzt, und die Vibration setzte sich entlang den Röhrenknochen fort, sodass sie bis zum Oberschenkel spürbar wurde. Diese Maßnahme führten wir, wenn der Bewohner es zuließ, 2-mal pro Tag durch. Die Stimulation gab dem Bewohner das Gefühl für seine Beine zurück. Das war deshalb sehr wichtig, weil er selber seine Beine kaum bewegte. Der Erfolg, der sich einstellte, gab uns recht, denn nach einigen Tagen bewegte er seine Beine auch ohne unsere Aufforderung und erschrak nicht mehr, wenn seine Beine berührt wurden.

Eine kleine elektrische Zahnbürste, die seine Pflegeeltern ihm schenkten, benutzte er dazu, sein Gesicht zu stimulieren.

Beim ersten Einsatz des Vibrationsgerätes sagte er: «Endlich kann ich mich wieder richtig spüren».

Unser Fernziel haben wir nicht erreicht, da die Erkrankung schnell voranschritt und der Bewohner verstarb.

Aber alle (Pflegeeltern, der Bewohner und das Pflegepersonal) waren sehr zufrieden, da unsere primären Ziele erreicht wurden. Durch die gemeinsamen Aktivitäten sind wir uns alle sehr nah gekommen. Es war für die Pflegeeltern und für uns eine wichtige Erfahrung.

Vibratorische Reize können auch mit einem Rasierapparat oder durch den Kompressor einer Wechseldruckmatratze, den man entweder an das Bettende legt oder an das Bettende hängt, vermittelt werden. Eine weitere Möglichkeit besteht für die Pflegekraft bei der geführten Ganzkörperwaschung. Der Patient kann in einer aufrechten Position an den Oberkörper der Pflegeperson gelehnt werden, und *diese kann «in den Patienten hineinreden».*

Diese Möglichkeit steht nur dann zur Verfügung, wenn beide, Patient und Pflegekraft, ein sehr gutes Vertrauensverhältnis aufbauen konnten, welches so viel Nähe zulässt. Sehr hilfreich kann es sein, wenn diese Maßnahme von Angehörigen durchgeführt wird.

Solche wichtige Maßnahmen werden oft wegen der Berührungsängste des Pflegepersonals sowie der Angehörigen nicht durchgeführt. Berührungsängste werden oft damit begründet, dass das Pflegepersonal oder die Angehörigen die Befürchtung äußern, dem Sterbenden könnten Schmerzen zugefügt werden.

Jede Maßnahme sollte selbstverständlich vor ihrer Anwendung daraufhin überprüft werden, ob sie sinnvoll ist oder nicht. Es gibt viele Möglichkeiten, einem

Sterbenden zu zeigen, dass wir für ihn da, ihm nah sind. Eine davon kann körperliche Nähe sein, die es uns ermöglicht, ihm zu zeigen, dass wir ihn so annehmen wie er ist, dass wir keine Angst haben, dass wir ihm nah sein können.

6.5 Orale Stimulation

Der Mund zählt, wie schon erwähnt, zu den *intimen Zonen*, wir sind sehr bedacht, ihn zu schützen.

Orale Stimulationsangebote, die Sterbenden gemacht werden, sollten nicht primär das Ziel haben, ihn *zum Essen zu überreden*. In erster Linie sollte auch hier unser Ziel sein, das Wohlbefinden des Sterbenden zu fördern.

Essen und Trinken nimmt in der Begleitung Sterbender eine Sonderstellung ein.

Anorexie – Appetitlosigkeit –, die bei Sterbenden häufig zu beobachten ist, kann verschiedene Ursachen haben: Müdigkeit, durch zunehmenden Kräfteverfall, nicht beherrschte Schmerzen, eine Obstipation – Verstopfung –, Stoffwechselstörungen, der Geruch einer Wunde, Inkontinenz.

Aber auch psychologische Faktoren wie Sorgen, Isolation, Depression, Abneigung gegen das Essen, sich das Essen nicht reichen lassen zu wollen, Angst zu erbrechen können die Ursache sein.

Für den Sterbenden, die Angehörigen und das Pflegepersonal stellt dies häufig ein Problem dar. Von der seelisch-geistigen Dimension weiß schon der Volksmund: «Essen und Trinken hält Leib und Seele zusammen.» Im Essen und Trinken drückt sich nicht nur der Magen aus, sondern der ganze Mensch mit seinen Bedürfnissen.

Wir müssen den Patienten ernst nehmen und seine Probleme erkennen, nur so können wir adäquat helfen. Dazu ist es auch sehr wichtig, mit Angehörigen und anderen Begleitern zu sprechen. Essen und Trinken sind zwar sehr wichtig, ist der Patient aber nicht zur Nahrungsaufnahme fähig, erreichen wir nur das Gegenteil, d. h. Übelkeit und Erbrechen.

Oft habe ich [M. K.] während meiner Tätigkeit im Hospiz erlebt, wie Angehörige ihrem Sterbenden gesagt haben: «Du musst nur wieder essen, dann kommst du auch wieder zu Kräften.» Dabei war allen Beteiligten – dem Sterbenden, den Angehörigen und dem Pflegepersonal – klar, dass es nicht so sein wird. Dieses Verhalten macht deutlich, wie hilflos sich diese Angehörigen fühlten. Oft war es auch die einzige Zuwendung, die sie dem Sterbenden entgegenbringen konnten, aus Angst, über die Wahrheit zu sprechen.

Mit dieser Erläuterung möchten wir deutlich machen, wie wichtig es ist, genauestens hinzuschauen, welches Ziel wir mit der Durchführung der oralen Stimulation verfolgen. Auch hier macht es Sinn, vorher hinzuschauen, wessen Ziel die

Maßnahme verfolgt. Ist es unser Ziel oder das der Angehörigen oder möchten wir, dass die Maßnahme dem Sterbenden gerecht wird?

Die Nahrungsverabreichung bei Sterbenden ist ein sehr komplexes und schwieriges Thema, da auch ethische und rechtliche Aspekte berücksichtigt werden müssen. Es würde den Rahmen dieser Arbeit sprengen, alle Aspekte näher zu erläutern.

Die orale Stimulation sollte in erster Linie dazu dienen, dem Patienten Informationen über sich selbst und seine Umwelt, Befriedigung und Lusterlebnisse zu vermitteln und erfahrbar zu machen (Nydahl/Bathoszek 1997: 72).

Im Folgenden werden wir an einigen Beispielen die Anwendung der oralen Stimulation bei Sterbenden verdeutlichen.

Beispiel 7

Bewohner, 29 Jahre, Aids im Vollbild, Methadonpflichtig.

Dieser Bewohner ist bekannt (siehe vibratorische Stimulation).

Der Bewohner, dessen Zähne sich in einem sehr schlechten Zustand befanden, klagte oft über Zahnschmerzen. Ein großes Problem war auch, dass die einzigen Nahrungsmittel, die er zu sich nahm, Süßigkeiten waren. Dazu gehörten Kinderschokolade und Kekse und an Getränken Coca Cola und Bananenmilch. Die Gefahr, dass sich auf dem Nährboden, den die Süßigkeiten boten, ein Soor entwickelte, war groß. In dem Krankenhaus, in dem er sich befand, bevor er ins Hospiz kam, haben die Pflegekräfte es nach einiger Zeit aufgegeben, ihn davon zu überzeugen, dass eine Mundpflege dringend erforderlich sei. Dies berichteten uns die Pflegeeltern. Er öffnete seinen Mund nicht, als ihn das Pflegepersonal darum bat, und als sie es mit einer List versuchten, biss er zu.

Auch weigerte er sich, eine zahnärztliche Untersuchung durchführen zu lassen. Es soll nicht unerwähnt bleiben, dass sich in ganz Duisburg und Umgebung kein Zahnarzt finden ließ, der bereit war, den Bewohner zu behandeln.

Unser Ziel war es, bei dem Bewohner eine Mundpflege durchzuführen, die ihm nicht unangenehm war. Dazu griffen wir auf die von ihm bevorzugten Getränke zurück. Wir tränkten die Zahnbürste, auf der sich keine Zahnpasta befand, vor seinen Augen in Coca Cola und führten sie an seine Lippen. Nach einigem Zögern öffnete er den Mund, sodass wir vorsichtig die Zähne und den Mund reinigen konnten. Nach einigen Tagen ersetzen wir die Coca Cola durch eine Kinderzahnpasta mit Himbeergeschmack, auch dies fand der Bewohner sehr angenehm.

Als seine Pflegeeltern ihm die elektrische Zahnbürste schenkten, führte er die Mundpflege sehr gewissenhaft und mehrmals täglich selbstständig durch. Normalerweise sollte besonders bei Aidspatienten auf eine gesunde und ausgewogene Ernährung geachtet werden. Dies erwies sich in diesem Fall als sehr schwierig, deshalb beschlossen die Pflegeeltern, der behandelnde Arzt und das Pflegepersonal, dem Bewohner immer wieder Angebote in dieser Richtung zu machen, aber auch zu akzeptieren, wenn er darauf bestand, sich weiterhin von Süßigkeiten zu ernähren. Wir achteten sehr darauf, dass sich kein Pilz bildete, was wir letztendlich auch verhindern konnten. Was wir nicht verhindern konnten, war eine Obstipation, die sich zwangsläufig einstellte.

Als der Bewohner sich nicht mehr selbstständig versorgen konnte, übernahmen die Pflegeeltern und wir seine Mundpflege in seinem Sinne mit Coca Cola und der Zahncreme mit Himbeergeschmack. Wir sagten ihm, was wir vorhatten, und berührten seine Lippen. Manchmal dauerte es eine Zeit, aber er öffnete immer den Mund. In seinen letzten Stunden feuchteten wir seinen Mund mit in Coca Cola getränkten Wattestäbchen an.

Gerade in der Terminalphase wird Mundtrockenheit häufig zum Problem. Wichtig bei der Mundpflege und -befeuchtung ist auf jeden Fall die Häufigkeit und Regelmäßigkeit, mit der diese durchgeführt wird.

Es sollte versucht werden, dem Sterbenden solche Getränke zur Mundpflege anzubieten, die wohlschmeckend, erfrischend und entzündungshemmend sind. Verschiedene Teesorten wie Pfefferminztee, Salbeitee, Kamille etc. können verwendet werden. Auch, wie oben schon beschrieben, Coca Cola. Fruchtsäfte aller Art können eingefroren werden, z. B. Ananassaft oder Stücke (durch Ananassäure wird die Zunge gereinigt), Orange, Zitrone, Traubensaft etc. Sie fördern die Speichelproduktion und bewirken eine gute Mundbefeuchtung und angenehme Kühlung.

Bei wahrnehmungsbeeinträchtigten Patienten können die Eiswürfel in eine Mullkompresse gewickelt werden. Damit wird verhindert, dass die Patienten sich verschlucken. Durch die Reibung der Kompresse auf der Zunge wird eine Reinigung der Mundhöhle durch den Patienten selbst möglich. Hier können beispielsweise Angehörige gut eingebunden werden, indem sie die Kompresse außerhalb des Mundes festhalten. Auch beim Einsatz von Pipetten, durch die Sterbenden tröpfchenweise Flüssigkeit appliziert werden kann, ist es sinnvoll, auf die Hilfe der Angehörigen zurückzugreifen. Angehörige sind oft sehr froh, wenn sie in die Pflege integriert werden und etwas für den Sterbenden tun können. Die orale Applikationsform mit Hilfe einer Pipette ist auch bei der Verabreichung von Medikamenten gut anwendbar.

Bewohner, 56 Jahre alt, fortgeschrittenes Stadium eines Zungengrundkarzinoms, tracheotomiert.

Der Bewohner brauchte Anfangs nur Hilfe beim Verbandswechsel und beim Wechseln der Trachealkanüle. Er ging selbstständig außer Haus.

Auf Grund seiner Erkrankung war es ihm nicht möglich, Nahrung oral zu sich zu nehmen. Die Nahrung, in diesem Fall Sondenkost, wurde ihm in Bolusgaben mittels einer Blasenspritze über seine PEG verabreicht. Dies führte dazu, dass er ständig unter Durchfällen litt, was sehr hinderlich war, da er sehr gerne spazieren ging. Ein weiteres Problem war, dass er nie das Gefühl hatte, richtig satt zu sein. Dies führte dazu, dass er Lebensmittel kaufte und versuchte zu essen. Der Tumor im Mund- und Halsbereich ließ ein Herunterschlucken der Nahrung aber nicht zu. Die Folge war ein Erstickungsanfall. Wir entfernten die Nahrungsreste aus dem Mund und saugten die Luftwege über die Trachealkanüle ab, häufig war ein Wechsel der Kanüle nötig.

Nahrung oral zu sich zu nehmen, war für diesen Bewohner ein so elementares Bedürfnis, dass er sich der Gefahr eines Erstickungsanfalls aussetzte (Diese Erfahrung konnten wir bei vielen tracheotomierten Bewohnern machen).

Als ich (M. K.) während meiner Ausbildung zur Kursleiterin für Basale Stimulation davon hörte, dass Kinder, die sich ausschließlich über eine PEG ernährten, dies mit normalen Nahrungsmitteln taten, beschloss ich, dies unserem Bewohner anzubieten.

Wir kauften einen Pürierstab, um die Nahrung zu zerkleinern. Ich sprach mit dem Bewohner über die Umstellung seiner Ernährung. Er schaute mich sehr skeptisch an und schrieb auf seine «Zaubertafel», ob ich das wirklich ernst meine.

Ich fragte nach seinem Essenswunsch und er schrieb ihn mir auf seine Tafel: Kartoffeln, Fleisch, Soße und Gemüse.

Ich richtete das Essen in unserer Zentralküche her und brachte es ihm heißdampfend. Er schaute mit großen Augen, die strahlten, tauchte seinen Finger in die Soße und führte ihn zum Mund, beugte seinen Kopf über den Teller und schnupperte. Er schrieb auf seine Tafel: «Mir läuft das Wasser im Mund zusammen».

Ich nahm das Essen wieder mit und sagte ihm, dass ich es zerkleinern werde, damit es ohne Schwierigkeiten die Sonde passieren könne. Ich zerkleinerte das Essen mit dem Pürierstab und gab Flüssigkeit dazu.

Als ich ihm abermals das Essen zeigte, nahm er wieder eine kleine Probe mit dem Finger und sog den Duft des Essens ein. Ich verabreichte ihm sehr langsam das Essen. Der Bewohner war begeistert und hatte endlich das Gefühl, richtig satt zu sein.

Wir stellten vorsichtig nach und nach seine gesamte Ernährung um. Die Durchfälle hörten auf, und der Bewohner nahm keine Nahrung mehr oral zu sich.

Wir boten ihm etwas für jeden Sinn an. Die Präsentation des Essens – visuelle Stimulation –, der Geruch des Essens – olfaktorische Stimulation – und das Schmecken – orale Stimulation – führten zu der Befriedigung eines seiner elementarsten Bedürfnisse.

Der Bewohner spülte anfangs seinen Mund selbstständig 3-mal täglich gründlich aus. Morgens und mittags mit Wasserstoffperoxyd, abends mit hellem Bier. Nachdem er am Abend seinen Mund ausgespült hatte, führten wir ihm ca. 200 ml Bier über seine PEG zu.

Später, als der Bewohner nicht mehr in der Lage war, seinen Mund selbstständig auszuspülen, führte das Pflegepersonal diese Maßnahme durch.

6.6 Auditive Stimulation

Ziel der auditiven Stimulation sind die Anregung durch bekannte Geräusche, die Steigerung der Differenzierungsfähigkeit des Hörens und der Kontaktaufnahme (Nydahl/Bartoszek 1997: 79).

In der Begleitung Sterbender kann Musik eine große Bedeutung spielen. In Liedern und Melodien drücken sich viele Stimmungen und Eindrücke aus. Mit ihrer Hilfe wird auditive Stimulation zur Musiktherapie am Sterbebett.

> Musik ist eine universale Erfahrung in dem Sinne, dass alle an ihr teilhaben können; ihre fundamentalen Elemente Melodie, Harmonie und Rhythmus sprechen jeden von uns an und aktivieren in uns die entsprechenden psychischen Funktionen. Musik ist auch darin universal, daß ihre Botschaft, der Inhalt ihres Ausdrucks, alle Höhen und Tiefen menschlicher Erfahrung umfassen kann, alle Schattierungen des Fühlens. (Nordoff/Robbins 1983: 13)

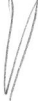

Musik kann dem Sterbenden Gemeinschaftserlebnisse, Selbst-Nähe, Begegnung, psychische Entlastung, Wahrnehmung der eigenen Stimmungsschwankungen, Ablenkung von körperlichen Beschwerden, offene Stellungnahme zu Lebensproblemen vermitteln.

Während unserer Tätigkeit im Hospiz konnten wir oft wahrnehmen, dass Musik die Menschen und ihr Sterben beeinflusste. Uns stand keine Musiktherapeutin zur Verfügung, obwohl wir uns dies für bestimmte Bewohner gewünscht hätten. Aber hierfür gab es keine finanziellen Mittel. So haben wir selber gesungen, Gitarre und Flöte gespielt oder einfach die Musik «aus der Konserve», z. B. über Radio, Kassettenrecorder oder Plattenspieler, gewählt. Musik hat die meisten Bewohner positiv beeinflusst, und sie konnten für einige Zeit ihre Schmerzen und Ängste vergessen.

Die Musiktherapeutin Susan Munro hat in ihrer jahrelangen Arbeit mit sterbenden Menschen folgende Erfahrung gemacht: «Ich weiß nun, daß Musiktherapie einen wesentlichen Beitrag in der Pflege unheilbarer Kranker leisten kann und ich spüre, daß in der Sterbehilfe die Bereitschaft, Musiktherapie als eine entwicklungsfähige Therapie anzusehen, wächst.» (Munro 1986: V). Eine Beobachterin der musiktherapeutischen Arbeit im Royal Victoria Hospital in Kanada beschreibt ihre Erfahrungen dahingehend: «Ich sah verspannte Gesichter und steife Muskeln, die sich zum Klang ruhiger, ermutigender Rhythmen entspannten. Ich wurde Zeuge, wie Patienten, deren Gefühle hinter einer starren Fassade verschlossen waren, einiges von ihrem inneren Sinn über den Symbolgehalt der Musik mitteilen konnten.» (ebd.: X).

Auch vom Pflegepersonal und den Angehörigen wurden die Stunden, in denen musiziert wurde bzw. der Musik gelauscht wurde, als sehr entspannend und angenehm empfunden. Musik erwies sich als Medium zur Betonung der Gemeinschaft, des Zusammengehörens und des Vertrauens.

Bei älteren Bewohnern, aber auch bei Dementen, die sehr viel von ihrer Biografie vergessen hatten, konnten wir feststellen, dass sie Texte und Melodien alter Volkslieder fehlerfrei wiedergeben konnten. Alte Lieder funktionierten hier auch als Brücke in die Vergangenheit, da über Melodien bestimmte soziale Situationen freigelegt wurden, die Jahrzehnte verschüttet waren. Hier kann die Erinnerungsleistung zusammen mit den Angehörigen Gemeinsamkeiten betonen.

Bei Bewohnern, die während pflegerischer Tätigkeiten über Schmerzen klagten, erreichten wir oft durch das gemeinsame Singen oder Anhören von Musik, dass sie ihre Schmerzen während der Maßnahme vergaßen.

Dass Musik auch missbraucht werden kann, ist einem *Lehr- und Arbeitsbuch* der Altenpflege zu entnehmen, denn dort finden wir folgendes gutmütige und zur Nachahmung empfohlene Beispiel: «Eine ältere, pflegebedürftige Heimbewohnerin, die nur ungern den ihr verordneten Haferschleim isst, vergißt ihre Abneigung gegen diese Mahlzeit, wenn ich ihr dabei etwas vorsinge.» (Latz 1995: 9). Es ist beruhigend mitzuerleben, dass dieser Vorschlag bei Altenpflegeschüler/innen an unserem Fachseminar für Altenpflege bisher nur Gelächter hervorrufen konnte (S. K.).

Da jeder Bewohner im Hospiz über eine eigene Wohnung verfügte, konnten wir während unserer Nachtwachen oft den Bewohnern etwas auf der Blockflöte vorspielen (andere Kollegen spielten Gitarre oder Mundharmonika), ohne dass es einen anderen Bewohner oder Nachbarn gestört hätte. Die Musik beruhigte und entspannte sie oft, und sie hatten weniger Schlafstörungen.

Einige Bewohner wünschten sich bestimmte Musikstücke, die während ihrer Sterbephase gespielt werden sollten. Die Wünsche erstreckten sich von klassischer Musik über Meditationsmusik bis hin zu Schlagern und Balladen. Im Allgemeinen waren es immer eher ruhige Musikstücke, die ausgewählt wurden.

Beispiel 9

Der schon bekannte Bewohner (8. Beispiel) war in der Terminalphase sehr unruhig. Es war Nacht, und ich hatte Rufbereitschaft. Unsere Seelsorgerin, eine Kollegin, die Nachtwache hatte, und ich waren bei ihm. Ich saß nah beim Bewohner und er lehnte sich an meine Schulter, er hatte große Angst den letzten Schritt zu gehen. Ich wiegte ihn in meinen Armen und meine Kolleginnen und ich sangen leise. Wir verbrachten einige Stunden bei ihm, bis er ganz ruhig verstarb.

Beispiel 10

Einem sehr jungen Bewohner wurde durch eine ehrenamtliche Mitarbeiterin ein besonderer Wunsch erfüllt. An seinem Geburtstag besuchte ihn die Mädchengruppe Tick, Tack, Toe. Die Lebendigkeit der drei jungen Mädchen und ihre Musik ließen den jungen Mann noch einmal aufleben.

Unsere Kollegen und wir verstehen uns nicht als Musiktherapeuten, dafür sind wir nicht ausgebildet. Wir setzten Musik niemals leichtfertig als Behandlungsmittel ein. Unser Anliegen war es immer, dem Bewohner Wohlbefinden zu vermitteln, ihm zu signalisieren, dass wir für ihn da sind und Zeit für ihn haben.

S. Munro und B. Mount – beide Musiktherapeuten – fassten bereits 1978 die wichtigsten Einsatzmöglichkeiten der Musiktherapie wie folgt zusammen:

Sie hat einen positiven *physischen* Einfluss:

- zur Förderung der Muskelentspannung
- zum Durchbrechen des chronischen Schmerzkreises durch Behebung des durch Schmerzen hervorgerufenen unruhigen und depressiven Zustandes
- zur Erleichterung der körperlichen Teilnahme an bestimmten Aktivitäten bis zum möglichen Grad.

Sie wirkt sich positiv aus auf die *Psyche*:

- zur Stärkung der Identität und des Ich-Begriffs
- zur Veränderung der Stimmungslage des Patienten, einschließlich einer Beruhigung der Ängste und Verringerung der Depression
- als Hilfe für den Patienten, sich an vergangene, wichtige Lebensereignisse zu erinnern

- als Möglichkeit, ohne Worte ein weites Feld von erkannten und unbewussten Empfindungen auszudrücken
- zur Integration und Verarbeitung von Realitäten
- als Ausdrucksmöglichkeit für Fantasievorstellungen
- zur Erleichterung des Zugangs zu Gefühlen.

Musiktherapie kann eine *soziale* Komponente haben:

- als Mittel für einen sozial annehmbaren Selbstausdruck
- als Brücke zwischen kulturellen Unterschieden und Isolation, als Verbindungsglied und Gemeinschaftsgefühl mit Nächsten und anderen Personen aus der Gegenwart oder der Vergangenheit
- als eine Brücke zum Leben vor dem Ausbruch der Krankheit
- als Unterhaltung und Ablenkung.

Schließlich kommt ihr eine wichtige *spirituelle* Funktion zu:

- als Weg zum Ausdruck seelischer Empfindungen und zum Erleben von Trost und Beruhigung
- als Weg, um Zweifel, Wut, Angst, Furcht vor Strafe und Fragen zum letzten Sinn des Lebens auszudrücken.

Diese Aufzählung macht deutlich, wie wichtig der Einsatz von professionellen Musiktherapeuten sein kann. Leider scheitert er oft daran, dass die finanziellen Mittel begrenzt sind.

Natürlich war es schön, den Bewohnern Musik anzubieten, die ihnen gefallen hat, aber wir versuchten stets darauf zu achten, dass diese Angebote zeitlich begrenzt waren. Denn Musik, die den ganzen Tag läuft, z. B. über Radio, Kassettenrecorder oder Fernseher, wird nicht mehr wahrgenommen – Habituation. Auch war das Abschalten der Musik bei wahrnehmungsbeeinträchtigten Bewohnern sehr wichtig, sobald Angehörige zu Besuch kamen. Die laufende Musik und die Gespräche der Angehörigen hätten den Bewohner überfordert – Reizüberflutung.

Beispiel 11

Bewohnerin, 35 Jahre alt, Aids im Vollbild, nicht methadonpflichtig. Die Mutter und der Lebensgefährte der Bewohnerin besuchten sie fast täglich. Diese Bewoh-

nerin reagierte sehr stark auf Geräusche und Stimmen. Da sie ihre Augen immer geschlossen hielt, nicht sprach und sich kaum bewegte, nahmen wir an, dass für sie das Hören eine sehr wichtige Rolle spielte. Es war ihre einzige Möglichkeit, Gefahr zu erkennen.

Sobald wir ihr Zimmer betraten, reagierte sie mit einer veränderten Atmung und einer mehr oder weniger starken Veränderung ihres Muskeltonus.

Die unterschiedlichen Reaktionen der Bewohnerin auf verschiedene Personen werden wir im Folgenden beschreiben.

Wir sprachen mit dem Lebensgefährten und der Mutter der Bewohnerin bestimmte Verhaltensweisen ab, mit denen sie die junge Frau begrüßen sollten. Normalerweise sind Begrüßungsrituale für wahrnehmungseingeschränkte Menschen sehr wichtig. In diesem Fall reichte allein die Stimme des Besuchers aus, um eine Reaktion bei der Bewohnerin festzustellen.

Selbstverständlich klopften alle Besucher vor dem Betreten des Zimmers an. Wenn nun die Mutter das Zimmer betrat und ihre Tochter ansprach, konnten wir beobachten, dass die Atmung der Bewohnerin flach und schnell wurde, sie setzte vermehrt Sekret ab, was sich durch eine rasselnde Atmung und einen Hustenanfall bemerkbar machte. Auch ihre Körperhaltung veränderte sich. Lag sie vorher entspannt in einer bequemen Seitenlage, kroch sie nun in sich zusammen und lag in einer Embryonalstellung. Die Mutter redete ständig auf ihre Tochter ein und strich ihr dabei über das Haar, was dazu führte, dass die Bewohnerin sich immer mehr in sich zurückzog.

Kam der Lebensgefährte zu Besuch, bot sich uns ein gänzlich anderes Bild: Die Bewohnerin lag entspannt und ruhig. Sie genoss anscheinend die ihr entgegengebrachten Zärtlichkeiten ihres Lebensgefährten. Er streichelte sie, massierte ihr den Nacken und küsste sie liebevoll. Auch spielte er ihr hin und wieder die Musik vor, die sie, als sie noch zusammen lebten, bevorzugten. Er führte auch, anfangs unter unserer Anleitung, später selbstständig, eine Ganzkörperwaschung oder auch Teilkörperwaschung mit der jungen Frau durch. Beides genoss sie sichtlich.

Wir sprachen den Zeitpunkt, an dem die Waschung stattfinden sollte, immer mit dem Lebensgefährten ab, da es uns wichtig war, die Intimsphäre der beiden nicht zu stören. Wenn er Hilfe benötigte oder etwas Unvorhergesehenes dazwischen kam, meldete er sich bei uns.

Die Reaktion der Bewohnerin auf uns war zu Anfang wie bei der Mutter. Dies änderte sich aber schon nach kurzer Zeit. Die Bewohnerin vertraute uns, und wenn wir eine beruhigende Ganzkörperwaschung mit ihr durchführten, entspannte sie sichtlich. Wir achteten stets darauf, dass sich die von uns durchgeführte GKW und auch die von uns gespielten Musikstücke von denen des Lebensgefährten unterschieden.

6.7 Visuelle Stimulation

Visuelle Angebote ermöglichen dem Patienten eine Orientierung hinsichtlich seiner Person im Raum. Visuell wahrnehmbar sind dreidimensionale Bilder, Bewegungen, Helligkeit, Farben und Kontraste. Das Sehen ist außerordentlich wichtig für alle Menschen.

Da ein schwerstkranker, sterbender Mensch ab einem bestimmten Zeitpunkt sein Zimmer nicht mehr verlassen kann, ist es umso wichtiger, dass dieses Zimmer so ausgestattet wird, dass der Sterbende sich dort wohl fühlt. Sein Bett sollte so platziert sein, dass er Personen, die ins Zimmer treten, sofort sehen kann. Dies bedeutet auch, dass das Kopfteil seines Bettes etwas erhöht werden sollte, falls der Patient auf dem Rücken liegt, da er ansonsten nur die Decke anschaut und Personen, die an ihn herantreten, nicht sehen kann.

Die Gegenstände, die sich in Sichtweite des Patienten befinden, sollen für ihn interessant sein, ihn anregen. Sein Nachtschrank sollte auch nur für ihn und von ihm genutzt werden können und nicht als Ablage für Pflegematerialien benutzt werden. Befinden sich Bilder an den Wänden, sollten diese hin und wieder ausgewechselt werden.

Verbringen Patienten eine längere Zeit in der Rückenlage und ist das Kopfteil des Bettes nicht angehoben, sehen sie nur die weiße Decke. Dies führt dazu, dass der Patient anfängt, sich eigene Stimulationen zu setzen (siehe Autostimulation). Er greift auf seine alten Wahrnehmungen zurück und stimuliert sich selbst. Dies kann sich dahingehend zeigen, dass er nach einiger Zeit kleine schwarze Punkte an der Decke sieht, die sich immer mehr verdichten und bewegen. Teilt uns der Patient dann mit, dass sich im Zimmer Spinnen befinden oder ähnliches, wird er von uns als desorientiert, verwirrt eingestuft. Wir müssen erkennen, dass es sich bei einer solchen Mitteilung um einen Hilferuf des Patienten handelt, der sagt: Ich bekomme nicht genug visuelle Stimulation (Bienstein/Fröhlich 1993: 109).

Jede Wohnung des St. Raphael-Hospizes verfügt über ein Fernsehgerät. Wir haben die Erfahrung gemacht, dass die meisten Bewohner sehr dankbar darüber waren. Sie konnten sich zwischendurch sehr gut ablenken und konnten am Weltgeschehen Anteil nehmen, indem sie sich z. B. Nachrichtensendungen ansahen.

Bei verwirrten Patienten sollte bedacht werden, dass die beweglichen Bilder im Fernseher in einem anderen Realitätszusammenhang gedeutet werden können. Häufig erleben wir, dass verwirrte Patienten mit den abgebildeten Personen auf dem Bildschirm sprechen, dass das Gesehene im Film als Realität im Zimmer gedeutet wird. Günstiger ist es, wenn eine Pflegeperson oder ein Angehöriger sich beim Fernsehen dazu setzen kann.

Läuft der Fernseher ununterbrochen, kann der Patient dieser Dauerberieselung nicht entfliehen; er ist dem Fernseher somit ausgeliefert, und es stellt sich das Phänomen der Habituation ein.

6.8 Beispiele für die Implementierung der Basalen Stimulation in einen Tagesablauf

An zwei Beispielen möchten wir verdeutlichen, wie die Basale Stimulation in den Tagesablauf einer zu betreuenden Bewohnerin in der stationären Altenarbeit integriert werden kann. Dabei soll deutlich gemacht werden, dass Basale Stimulation nicht ein Königsweg in der Begleitung Sterbender darstellt. Sie ist ein Baustein, der sich mit vielen anderen Interventionsformen gut kombinieren lässt.

Fallbeispiel: *Frau A.*

Frau A., 1918 geboren, lebte seit 10 Jahren in einer Einrichtung der stationären Altenhilfe.

Sie war bis zu ihren 89. Lebensjahr relativ selbstständig.

Unterstützung durch das Pflegepersonal benötigte sie lediglich bei der Grundpflege, hier die Versorgung des Rückens und der Beine, und bei der Bereitstellung der Medikamente. Frau A. war stets bemüht, das Pflegepersonal so wenig wie nötig um Hilfe zu bitten, sie wollte niemandem zu Last fallen. Ihre Kontakte zu den Mitbewohnern beschränkten sich auf einige wenige, da über die Jahre sehr viele Mitbewohner, zu denen sie einen guten Kontakt aufgebaut hatte, verstorben oder demenziell erkrankt waren.

Ihre Tochter und ihre Enkelin besuchten sie jedes Wochenende, teilweise gemeinsam oder im Wechsel.

Kurz nach ihrem 90. Geburtstag erlitt Frau A. einen Schlaganfall mit Hemiparese links.

Nach dem Krankenhausaufenthalt wurde sie in die Einrichtung zurückverlegt.

Aufgrund von Schluckstörungen wurde Frau A. über eine PEG versorgt.

Auch konnte sie nicht mehr laufen und wurde aufgrund von Schmerzäußerungen, die sich durch lautes Stöhnen z. B. beim Transfer vom Bett in den Rollstuhl bemerkbar machten und auch durch die Gabe eines Schmerzmittels nicht wesentlich beeinflussbar waren, nicht mehr jeden Tag in den Rollstuhl mobilisiert.

Frau A. schlief sehr viel, war aber immer ansprechbar und reagierte, indem sie unter anderem über ihre sehr ausgeprägte Mimik und Gestik kommunizierte.

Sie freute sich, wenn ihre Tochter oder Enkeltochter sie besuchten.

Da sich die Bewohnerin schon seit vielen Jahren in der Einrichtung befand, standen entsprechend viele Information über die Vorlieben und Abneigungen von Frau A. zur Verfügung. Viele wichtige Informationen waren zudem dem Biografiebogen zu entnehmen.

Bei einer Besprechung zwischen den Bezugspflegekräften und den Angehörigen wurden die Vorstellungen der weiteren Versorgung und Begleitung erläutert. Die Beteiligten waren sich einig, dass für die bevorstehenden Interventionen die Wünsche und Reaktionen der Bewohnerin maßgebend sein sollten.

1 × täglich wurde eine basalstimulierende Ganzkörperwaschung, eine speziell für Patienten mit Hemiplegie und neurologischen Ausfällen entwickelte Form der GKW, durchgeführt.

Diese Waschung sollte der Bewohnerin helfen, ihre betroffene Seite wieder wahrzunehmen. Als Waschzusatz wurde Pfefferminztee eingesetzt, da die Bewohnerin sehr stark schwitzte.

Die Mundpflege am Morgen und Abend wurde mit Kamillentee oder Pfefferminztee und Kompressen durchgeführt. Die Mundbefeuchtung über den Tag und die orale Stimulation vor der Sondenkostgabe erfolgten mit unterschiedlichen Flüssigkeiten und Lebensmitteln je nach Wunsch der Bewohnerin. Zur oralen Stimulation wurden Lebensmittel in Kompressen gewickelt, wie:

- *Apfel*
- *Orange*
- *Ananas*
- *unterschiedliche Gemüsesorten*
- *Schokolade*
- *Malzbonbons*
- *Schlangengurke mit einer Prise Salz.*

Die Flüssigkeiten wurden mittels einer Pipette verabreicht. Angeboten wurden:

- *Milchkaffee*
- *unterschiedliche Teesorten*
- *Wasser*
- *Malzbier*
- *und Rotwein.*

Über den Tag verteilt wurden immer wieder Ausstreichungen der Arme vorgenommen.

Die Mobilisation, sofern durchführbar, wurde nicht mit dem Lifter, sondern durch zwei Pflegekräfte vorgenommen. An den Tagen der Mobilisation wurde Frau A. vollständig angekleidet, u. a. mit Freizeitanzug (davon besaß sie 4), handgestrickten Strümpfen und einem Seidenhalstuch. Der betroffene Arm wurde stets so gelagert, dass Frau A. schmerzfrei war.

Einige Verrichtungen übernahm die Enkeltochter, wenn sie zu Besuch war, beispielsweise die Mundbefeuchtung mit oben genannten Flüssigkeiten, die Darreichung der Lebensmittel mittels Kompressen oder das Ausstreichen der Arme. Sie las ihrer Großmutter Kriminalgeschichten vom Niederrhein vor, die Frau A. besonders liebte. Sie war immer sehr aufmerksam und wach dabei. Die Tochter erzählte ihrer Mutter von Kindheitserlebnissen, die ihr in Zusammenhang mit ihren Eltern in guter Erinnerung waren. Frau A. war auch hier sehr aufmerksam und hin und wieder floss eine Träne, die begleitet war von einem Lächeln. Der Zustand von Frau A. verschlechterte sich nach einigen Wochen zusehends. Sie war immer schläfriger, aber auch sehr unruhig und eine Mobilisation außerhalb des Bettes war nicht mehr möglich.

Die Tochter und auch die Enkeltochter besuchten sie jetzt fast täglich.

Die Versorgung von Frau A. wurde in Absprache mit den Angehörigen umgestellt. Jetzt stand nicht mehr die Wahrnehmungsförderung im Vordergrund. Es wurden beruhigende Waschungen durchgeführt und die Ausstreichungen der Arme erfolgten in Haarwuchsrichtung.

Die Tochter und auch die Enkeltochter sangen bei diesen Tätigkeiten Volkslieder, die sie von ihrer Mutter bzw. Großmutter kannten. Dies führte stets dazu, dass Frau A. ruhiger wurde.

Frau A. verstarb einige Tage später im Beisein ihrer Angehörigen.

Das folgende Fallbeispiel soll verdeutlichen, wie die Integration der Basalen Stimulation in eine feste Tagesstruktur aussehen könnte. Dass hier nicht die unmittelbare Phase des Sterbens im Vordergrund steht, hängt damit zusammen, dass bei vielen Bewohner/innen der stationären Altenpflege nicht unmittelbar erkennbar ist, dass sie in der Sterbesituation sind. (Gerade bei Bewohnern mit Demenz erleben wir doch immer wieder ein plötzliches Sterben, ohne vorhergehender Anzeichen, die auf ein solches verweisen.)

Fallbeispiel: *Frau C.*

Frau C., 72 Jahre alt, wurde mit Zustand nach einem ausgedehnten Mediainfarkt rechts, mit respiratorischer Insuffizienz, zerebralen Anfällen, mit Hemiparese links, in ein Altenheim verlegt. Aufgrund von Schluckstörungen wurde Frau C. über eine PEG ernährt. Bei den pflegerischen Maßnahmen, die immer erklärt wurden, konnte man eine verstärkte Atemfrequenz beobachten, die sich in der Ruheposition wieder normalisierte.

Manchmal öffnete Frau C. die Augen, und alle Pflegekräfte hatten das Gefühl, Frau C. verstehe etwas.

Bei einer Fallbesprechung beschloss das Team, Frau C. durch Basale Stimulationen anzuregen und gezielt zu fördern. Im Gespräch mit den Angehörigen fand das Team heraus, welche Vorlieben die Bewohnerin hat. Dabei zeigte sich, dass der Sohn sich aktiv an den Förderungen beteiligen wollte. Folgende Maßnahmen wurden im Team beschlossen und durchgeführt:

- *Über dem Bett wurde ein Netz mit Lieblingsutensilien der Bewohnerin ge-spannt. (Utensilien werden regelmäßig durch den Sohn gewechselt.)*
- *Alle durchzuführenden Maßnahmen werden ruhig erklärt.*
- *Jeden 2. Tag wird Frau C. gegen 16.30 Uhr mittels Lifter in einen Therapiestuhl transferiert und durch den Sohn im Garten des Altenheimes spazieren gefah-ren, bei schlechtem Wetter im Wohnbereich und Wintergarten – dabei werden ggf. Gedichte und Verse, die Frau C. gesammelt hat, vorgelesen (Zeitdauer je nach Verfassung der Bewohnerin).*

Täglich:

8.30 Uhr

- *anregende Waschung mit Zusatz von Zitronenöl*
- *Mundpflege mit Milchkaffee*
- *passives Durchbewegen aller Gelenke (2 × wöchentlich durch Krankengymnas-tin)*
- *Ruhepause mit entspannender Musik im Hintergrund*

11.00 Uhr

- *Mundpflege mit Apfelsaft oder Orangensaft*
- *30-Grad-Lagerung*

14.00 Uhr

- *Mundpflege mit Milchkaffee (Lieblingsgetränk der Bewohnerin)*
- *an den Tagen ohne Mobilisation in den Therapiestuhl abwechselnd Hand-, Fuß- oder Klangmassage oder Aufstellen einer Duftlampe mit Rosenöl*

17.30 Uhr

- *Mundpflege mit Pfefferminztee*
- *Lagerung*

20.30 Uhr

- *kleine Pflege mit beruhigenden Zusätzen*
- *Mundpflege mit Pfefferminztee*
- *Lagerung, ggf. entspannende Musik*

Bereits nach wenigen Tagen wurde Frau C. wacher, verfolgte die Tätigkeiten mit den Augen, die Finger der rechten Hand wurden etwas bewegt, im Gesicht zeigte sich ein leichtes Lächeln. Nach rund zwei Monaten zeigte sich, dass sie einfache Fragen verstand. Fragen konnte Frau C. bejahen, indem sie mit der linken Hand drückte. Besonders genoss die Bewohnerin die Spazierfahrten mit ihrem Sohn und das Vorlesen. Dies war an ihrem zufriedenen Gesichtsausdruck zu erkennen.

Im Mai 2008 verstarb Frau C. (für uns vorher nicht erkennbar) sehr plötzlich.

7. Basale Stimulation als Element der Hospizarbeit

Soll im Weiteren betrachtet werden, wie das Konzept der Basalen Stimulation in den Rahmen der Hospizarbeit zu integrieren ist, stellen wir zuvor den Hospizansatz und seine Genese dar. An dieser Stelle wird den Lesern deutlich, dass die Hospizbewegung nicht losgelöst von historisch-gesellschaftlichen Bedingungen gesehen werden darf, sondern immer vor dem Hintergrund einer konkreten Sozietät.

7.1 Eine alternative Möglichkeit der Betreuung Sterbender

Die zunehmende Technisierung der Medizin schafft auf der einen Seite immer bessere Möglichkeiten der Diagnose von Krankheiten im Anfangsstadium, doch wird auch immer wieder das Problem gesehen, das durch die *Omnipotenz* der Medizintechnik entsteht. Die «Dynamik der Technik hat die Medizin aus Religion und Moral entlassen. Sie verunsichert den Arzt durch die Frage, ob das medizintechnisch Machbare auch dem moralisch Verantwortbaren entspricht und wie er im Einzelfall entscheiden soll, wenn es um die Sinnlosigkeit weiterer Reanimationen geht.» (Ridder 1988: 100). Für Feldmann ist das Sterben im Krankenhaus «mit einem zunehmenden Verlust der persönlichen und sozialen Identität verbunden. Wenn es dann auch noch ans Sterben geht, erzeugt das Krankenhaus einen staatlich legitimierten Sterbefall.» (Feldmann 1990: 150). Da viele Familien überfordert sind mit der Pflege und Betreuung Sterbender, zudem die Familienstruktur und der Wohnungsbau, der dieser Struktur angepasst ist, gar keine Möglichkeiten zur häuslichen Pflege bereitstellt, werden sterbende Menschen oft, wohl auch aus der Unsicherheit der Angehörigen, in den letzten Tagen und Stunden ihres Lebens ins Krankenhaus überführt. Zudem bekommt gerade das Systemvertrauen (Voss 1993: 153 f.) in das Krankenhaus in dieser unsicheren, nicht definierten Situation besonderes Gewicht – *«Vielleicht ist ja doch noch etwas zu machen.»*

In den letzten (ca. 25) Jahren ist dieses Problem immer häufiger und kontroverser in der Öffentlichkeit diskutiert worden. Ein großer Teil dieser öffentlichen Diskussion beschäftigt sich mit der Fragestellung, wie menschenwürdiges Sterben angesichts der modernen medizinischen Behandlungsmethoden überhaupt möglich ist. Zweifellos haben so bahnbrechende Veröffentlichungen wie jene von Kübler-Ross in den USA Ende der 1960er und hierzulande zu Beginn der 1970er Jahre das allgemeine Interesse auf diesen Bereich menschlichen Lebens gelenkt. Nicht zuletzt haben Veröffentlichungen über den Umgang mit Sterbenden in Institutionen (Lau 1975) und Berichte über den Umgang des medizinischen Personals mit Sterbenden deutlich gemacht, dass wir uns als Gesellschaft ebenso wie als Einzelne mit einem selbstverständlichen und normalen Verhalten gegenüber Sterbenden schwer tun. Es soll hier nicht der Eindruck entstehen, dass diese Veröffentlichungen eine soziale Bewegung auslösten; es dürfte doch wohl eher so sein, dass diese Veröffentlichungen *reif* waren, soll heißen, dieses «Reif-sein» verschaffte dem Thema «Tod und Sterben» ein Sprachrohr in der modernen Gesellschaft. Von 1845 bis 1975 wurden insgesamt 3800 anglo-amerikanische Publikationen veröffentlicht, 3400 (90 %) davon in der Zeitspanne von 1964 bis 1975 (Schmied 1985: 82). In seiner Arbeit über «*Die Zukunft von Sterben und Tod*» prognostiziert Feldmann: «Einerseits ist bisher der Trend zum bürokratischen Sterben, vor allem im Krankenhaus, ungebrochen, andererseits sind sich die meisten Experten [...] einig, dass diese Form des Sterbens viele unerwünschte Züge trägt und Alternativen entwickelt werden sollen.» (Feldmann 1990: 244). An welche Alternativen Feldmann hier denkt, führt er nicht weiter aus.

An dieser Stelle soll erwähnt werden, dass nicht die Sterbepraxis im Krankenhaus eine soziale Bewegung wie die Hospizbewegung oder die Deutsche Gesellschaft für Humanes Sterben – DGHS – entstehen lassen kann. Das Krankenhaus in seiner jetzigen Konstitution als Produkt der Moderne ist ein Indikator für eine der Moderne inhärente Werthaltung gegenüber Schwachen, Alten, Kranken und Sterbenden. Oder mit Stadler (1994: 159) gesprochen:

> Wenn wir von Einrichtungen wie der DGHS und der Hospizbewegung hören, stellt sich unmittelbar die Frage, warum es so etwas überhaupt gibt. [...] Die lapidare Antwort von DGHS und Julius Hackethal, daß die Medizin so unmenschlich sei, dürfte nicht ausreichen. Neben einer differenzierten Betrachtung der so genannten Apparatemedizin können wir die Sterbehilfediskussion nur verstehen, wenn wir uns auch ihren geistesgeschichtlichen Hintergrund, [...], vor Augen führen.

Stadler bezieht sich in seiner Betrachtung des geistesgeschichtlichen Hintergrunds auf den Utilitarismus P. Singers, formuliert in seiner *Praktischen Ethik* (1984), und auf die Diagnosen von U. Beck über die *Risikogesellschaft* (1986). Für Stadler sind «Sterbehilfe-Initiativen», welcher Färbung auch immer, Symptome eines gesellschaftlichen Tatbestandes, denn «Alte und Schwache, Kranke und Behinderte, die den Anforderungen der Leistungsgesellschaft nicht mehr gerecht werden können, finden sich in den Randbereichen des sozialen Lebens wieder. Sie sind die Suizid-klientel der DGHS. Solange wir als *Zwei-Drittel-Gesellschaft* leben, werden die Mitgliederzahlen der DGHS steigen.» (ebd.: 188).

Wenn jetzt im Folgenden von einer sozialen Bewegung gesprochen wird, orientiert sich die Darstellung dabei an der Definition von Rammstedt: Eine soziale Bewegung ist «ein Prozeß des Protestes gegen bestehende soziale Verhältnisse, bewußt getragen von einer an Mitgliedern wachsenden Gruppierung, die nicht formal organisiert sein braucht. Dieser Protest richtet sich nicht direkt gegen die Ursachen der Mißstände; er ist vielmehr auf Ebenen umgelenkt, die in den Gesell-schaften als dominant angesehen werden.» (Rammstedt 1988: 108).

Zwei verschiedene Bewegungen sollen im weiteren Verlauf dieser Arbeit exemplarisch gegenübergestellt und betrachtet werden, da sie sich beide im Sinne der o. g. Definition als Protest gegen das technisierte und bürokratisierte Sterben in der modernen Gesellschaft begreifen. Die Deutsche Gesellschaft für Humanes Sterben soll in dieser Arbeit explizit aus dem Grunde genannt werden, da sich gerade die Hospizbewegung in aller Form von ihr distanziert und die DGHS mit ihrem eigenen Anspruch, die Situation Sterbender *humaner* gestalten zu wollen, inhaltlich keineswegs mit den Prinzipien der Hospizbewegung verglichen werden kann.

Deutsche Gesellschaft für Humanes Sterben

> Die Deutsche Gesellschaft für Humanes Sterben (DGHS) versteht sich als eine Bürger-rechtsbewegung, die das Selbstbestimmungsrecht des Menschen auch für seine Sterbe-phase verwirklichen will. (DGHS 1989: 5)

Mitte der 1970er Jahre, rund zehn Jahre nach dem ersten Wiederaufflackern der Euthanasie- bzw. Sterbehilfediskussion (1962), bildete sich in Nürnberg eine Bürgerinitiative für ein von ihr so benanntes «humanes Sterben». Sie bezog ihren Protest auf die «in Verruf geratene Intensivmedizin, die seit Mitte der sechziger Jahre vor allem durch die psychisch belastenden Zustände auf den Intensivstationen in den Kliniken von sich reden machte» (Stadler 1994: 110). Aus dieser Bürgerinitiative gründete sich am 7. November 1980 die *Deutsche Gesellschaft für Humanes Sterben* (DGHS). Ihre Mitgliederzahl nahm rasch zu, sodass bei ihr nach eigenen Angaben im Januar 1993 knapp 60 000 Mitglieder eingeschrieben waren. Nach den Angaben von Stadler (ebd.: 110 f.) sollen von den ca. 13 000 Suiziden in den alten Bundesländern ca. 2000–3000 durch die DGHS «gefördert» worden sein. Neben dem Versand von Anleitungen zum Suizid über Patienten- und Freitodverfügungen reicht das Angebot bis hin zum Verkauf von Kalziumzyanid – Zyankali. Kritiker der DGHS werfen ihr vor, dass der Freitod von Menschen unkritisch gefördert wird, ohne dabei zu hinterfragen, was die betreffende Person in die

Zwangslage gebracht hat. Es wird eingewandt, dass «der Freitod von Menschen gefördert werde, die nicht unheilbar krank seien, sondern sich in Depression und anderen belastenden psychischen Situationen befänden» (Schmied 1985: 86). Hier soll nicht das Recht des Menschen, seinen Tod selber herbeizuführen, in Abrede gestellt werden, sondern es wird kritisiert, dass eventuellen Hilferufen, signalisiert als Selbsttötungsäußerungen, vermutlich zu vorschnell nachgekommen wird. Zudem stellt sich für die Mediziner ein Problem in der Hinsicht, dass die Rechtsverbindlichkeit der Patientenverfügung und der Freitodverfügung noch nicht geklärt ist. «So wird etwa darauf verwiesen, daß der im Patiententestament ausdrückliche Wille im Ernstfall vielleicht nicht aufrecht erhalten würde, ein Rücktritt von der Willenserklärung aber nicht mehr möglich sei.» (ebd.: 86 ff.). Noch schärfer geht der Publizist E. Klee mit der DGHS ins Gericht, denn für ihn zeichnet sich anhand der Praktiken der DGHS ein fließender Übergang «vom Recht zur Pflicht zum Sterben» (Klee 1990: 22 ff.) ab, sprich: zu aktiver Euthanasie.

Die Hospizbewegung

Das Wort *Hospiz* ist abgeleitet von dem lateinischen Wort *hospitium* und bedeutet so viel wie *Gastfreundschaft* oder *Herberge*. Hospize waren schon im Mittelalter Übernachtungsmöglichkeiten für Mönche und Pilger, meist in Klöstern und an Alpenpässen auf dem Weg ins *Heilige Land*, in großen Metropolen und Städten. So waren aber Hospize und Krankenhäuser (beide sind für ein paar Jahrhunderte als Synonym zu betrachten) auch eine Zufluchtsstätte für den armen Wanderer, den Kranken und Sterbenden, die Gebärende, die Waisen, Bedürftige und Wallfahrer (Buckingham 1993: 29), die oft zusammen in einem Raum untergebracht waren. Der Orden der Johanniter bot im 12. Jahrhundert den Pilgern und Kranken aus ganz Europa Hilfe an; er war eine gewisse Zeit aktiv auf Rhodos und Zypern sowie in Italien, Deutschland und England, wo er Land besaß. In den Regeln für die Sorge um kranke Pilger ist zu lesen:

> Wie unsere Herren, die Kranken, empfangen und bedient werden sollen: Wenn ein Kranker kommt [...], möge er zu Bett getragen werden und dort [...], bevor die Brüder zum Essen gehen, täglich aus Wohltätigkeit mit Speise und Trank entsprechend den Möglichkeiten des Hauses versorgt werden. Die Betten der Kranken sollen so lang und so breit bemessen sein, wie es eine angenehme Ruhe erfordert, und jedes Bett soll mit einer eigenen Zudecke versehen sein [...] und jedes Bett soll eigene Bezüge besitzen. Die Leiter des Hauses sollen den Kranken mit frohem Herzen dienen, und sie sollen ihre Pflicht ihnen gegenüber erfüllen und ihnen ohne Murren oder Klagen zu Diensten sein. (Hume 1940: 28 f.)

Während der Reformationszeit waren in vielen Ländern die Klöster geschlossen, und die Zielsetzungen von Hospiz und Krankenhaus drifteten allmählich auseinander. Die Johanniter mussten ihren letzten großen Stützpunkt auf Malta 1798 aufgeben, da viele Klöster durch weltliche Herrscher enteignet und aufgelöst wurden, um z. B. wie in England unter Günstlingen des Königs aufgeteilt zu werden (Stoddard 1988: 49).

Da die Aufarbeitung über die historische Entwicklung der mittelalterlichen Hospize bis zur Moderne sehr lückenhaft ist – vereinzelt wird noch in der Literatur das Arbeiterinnen-Hospiz in Mönchengladbach seit 1868 und das Christliche Seehospiz auf der Insel Amrum aufgezählt – und zudem das Krankenhaus bis in die Moderne hinein die wichtigste, ja einzige Institution wurde, die sich um Kranke, Verletzte und Sterbende kümmert, muss die Entstehung der modernen Hospize vor diesem Hintergrund gesehen werden. Zwar beruft sich die Hospizbewegung auf ihre mittelalterliche Tradition der ganzheitlichen Fürsorge um den Sterbenden, doch hat sich die Struktur und das Konzept – auf welches wir weiter unten eingehen werden – sehr verändert.

Die moderne Hospizbewegung ist eng mit dem Namen der englischen Ärztin Cecily Saunders verbunden. Als gelernte Krankenschwester und Sozialarbeiterin lernte sie im Londoner Archway Hospital 1947 den polnischen Juden David Tasma kennen, der dem Grauen des Warschauer Ghettos entkommen war und an einer unheilbaren Tumorerkrankung litt. In vielen Gesprächen erfuhr sie von ihm, wie groß die Ängste vor einem schmerzvollen Tod sind oder davor, in Einsamkeit zu sterben. Aus dieser Begegnung erwuchs bei Cecily Saunders die Vorstellung von einem Haus, in dem Schwerkranke und Sterbende in Ruhe, ohne Schmerzen und nicht allein sterben können. Um die notwendige Anerkennung für dieses Projekt zu bekommen, studierte sie zusätzlich Medizin und erwarb sich dort die Grundkenntnisse der Schmerzbehandlung. 20 Jahre nach dem Tod von David Tasma, im Jahre 1967, entstand das erste Hospiz neuerer Art, im Londoner Vorort Sydenham, das *St. Christopher's Hospice*. Es ist ein Gebäude, das über 57 Betten verfügt, die auf Einzelzimmer, aber auch auf Mehrbettzimmer zwischen vier und sechs Betten aufgeteilt sind. Dem St. Christophers Hospiz sind ein Altenheim mit 17 Plätzen, ein Kindergarten, eine Ambulanz für den Hausbetreuungsdienst sowie ein Schulungs- und Forschungszentrum angeschlossen.

Die Idee und Konkretisierung breitete sich von England, wo es heute schon über 150 Hospize gibt, bis in die USA und nach Kanada aus.

Die Organisationsform und Struktur der einzelnen Hospizeinrichtungen können dabei allerdings sehr variieren. Grob kann man vier verschiedene Organisationstypen unterscheiden:

1. das stationäre Hospiz (siehe St. Christophers Hospiz)

2. den ambulanten Hospizdienst: Mitarbeiter dieser Dienste betreuen den Sterbenden und seine Angehörigen zu Hause ohne stationären Rückhalt.

3. die Palliativstation: *Palliativ* ist abgeleitet von dem lateinischen Wort *pallium* und bedeutet so viel wie «einen Mantel um etwas legen». Der palliative Ansatz in der Medizin umschreibt die Behandlung der Symptome – Linderung –, während der kurative Ansatz die Behandlung der Krankheit verfolgt (Zech/Grond 1993: 828): Sie ist eine Krankenhausstation, auf der finale Patienten eine allumfassende, ganzheitliche Hilfe erfahren.

4. das Tageshospiz: Hier können Patienten tagsüber am Angebot dieser Einrichtung teilnehmen, um dann abends wieder nach Hause gebracht und dort versorgt zu werden.

Haben sich in den USA mehr die ambulanten Hospizdienste neben Palliativstationen und Hospizen durchgesetzt, sind es in Kanada eher die Palliativstationen. In England sind es mittlerweile 193 stationäre Hospiz- und Palliativeinrichtungen mit 2993 Betten, 400 Hausbetreuungsdiensten und 200 Tageshospizen (Zech/Grond 1993: 827).

Diesen verschiedenen Einrichtungen sind die 10 Grundprinzipien für Hospize und Hospizeinrichtungen gemeinsam, die im Folgenden vorgestellt und näher erläutert werden sollen.

Zehn Grundprinzipien für Hospize und Hospizeinrichtungen

Diese zehn Grundprinzipien stehen quasi für die Idee und das Konzept der Hospizarbeit oder wie der Mediziner und Mitbegründer der deutschen Hospizbewegung J.-Ch. Student es ausdrückt: Sie sind «das Essentielle eines Hospiz-Dienstes, sie markieren gewissermaßen die Minimalanforderungen, die an ein Hospizprogramm zu stellen sind» (Student 1991: 22; Zech/Grond 1993: 835).

1. Der Patient und seine Angehörigen – im weitesten Sinne – sind gemeinsame Adressaten des Hospiz-Dienstes

Um den Patienten mit all seinen Dimensionen wahrnehmen zu können, muss auch sein soziales Umfeld in die Betreuung einbezogen werden. Dabei bedarf es oftmals nur einer Versicherung des Hospizdienstes gegenüber den Angehörigen, dass zu jeder Zeit jemand erreichbar ist. Zudem können Gesprächsimpulse von außen die interpersonale Kommunikation zwischen dem Sterbenden und seinen Angehörigen – als *signifikante Andere*, die die *Plausibilitätsstrukturen* des Sterbenden bestätigen – in Gang setzen und bereichern. Es soll hier nicht der *richtige Weg* der Begleitung gewiesen werden, sondern es geht um die Unterstützung bei der Verbalisierung von Unsicherheiten und Ängsten. Dazu ist es zudem notwendig, dass der Patient wie auch seine Angehörigen über die Diagnose und die Prognose genau informiert sind. Im kurativ medizinischen Sinne muss der Patient also *austherapiert* sein und dieses auch wissen.

2. Die Betroffenen werden durch ein interdisziplinär arbeitendes Team von Fachleuten unterstützt

> Menschen mit weit fortgeschrittenem Krebs zu helfen, verlangt mehr Fachkenntnis, als irgendein Individuum allein beherrschen kann. (Saunders 1993: 17)

Um den vielfältigen Bedürfnissen sterbender Menschen und ihrer Angehörigen gerecht zu werden, bedarf es einer gut ausgebildeten Gruppe von Fachleuten. Dieses Team sollte zusammengesetzt sein aus:

a) der Ärztin/dem Arzt
Die Hauptaufgabe des ärztlichen Teammitgliedes besteht in Kenntnis und Erfahrungen zur körperlichen Symptomkontrolle. Von ihm werden insbesondere gründliche Kenntnisse in der Schmerzbehandlung erwartet. Ferner muss es prognostische Einschätzungen zum Krankheitsverlauf abgeben können, und es sollte die Teammitglieder in medizinischen Fragen beraten. In der Regel behandelt der Hausarzt seine Patienten im Hospiz weiter, da Hospize keine eigenen Ärzte haben; deshalb liegt hier eine wichtige Vernetzung der einzelnen Berufsfelder vor.

b) den Krankenschwestern/Krankenpflegern und Altenpflegerinnen/Altenpflegern
Sie haben im stationären Bereich vor allem die Aufgabe der körperlichen Pflege des Patienten. Dabei hat es sich im stationären Bereich als hilfreich für Familie und Freunde erwiesen, wenn diese unter Anleitung des Pflegepersonals bei der körperlichen Pflege, Essensaufnahme etc. mithelfen. Das Pflegepersonal sollte deshalb über die Fähigkeit und Bereitschaft verfügen, sein Wissen an andere weiterzugeben und einfühlsam den Ängsten aller Beteiligten zu begegnen. In manchen Hospizen hat sich als Abschiedsritual das Waschen der Leiche durch Pflegepersonal und Angehörige eingespielt.

Das Pflegepersonal sollte daher Erfahrungen in Gesprächsführung besitzen, und es muss eine Möglichkeit bestehen, eigene Ängste und Erfahrungen bezüglich der Thematik «Tod und Sterben» äußern und austauschen zu können.

c) der/dem Sozialarbeiter/in
Die Regelung des gesamten sozialen Rahmens – z. B. die Klärung der Kostenträgerschaft, Beratung in Fragen der Testamentserstellung, Beratung bei Rentenanträ-

gen, Versorgung unmündiger Kinder – ist ihre/seine Hauptaufgabe. Sie/Er hält außerdem Kontakte zu anderen sozialen Diensten – Krankenhaus, Sozialamt, Krankenkassen. Hierzu ist stets ein Hausbesuch zu Beginn der Aufnahme eines Patienten in das Hospiz-Programm erforderlich. Wichtige Aufgaben sind die Trauerbegleitung und die Koordination der ehrenamtlichen Helfer.

d) der/dem Geistlichen

Sie/Er soll den Teammitgliedern wie den betroffenen Familien in allen religiösen/spirituellen Fragen zur Verfügung stehen. Sie/Er soll insbesondere ein hohes Maß an Kontinuität der Familie auf diesem Gebiet ermöglichen, wie es oft in einer Großstadt weder dem Klinik- noch dem Gemeindeseelsorger möglich ist. Der Theologe W. Schweidtmann (1991: 175) erläutert, wie pastorale Hilfe gegenüber Sterbenden aussehen sollte:

> Kirchliche Mitarbeiter/innen müssen fähig sein, eine personale Beziehung zu Menschen im Sterben aufzubauen, in der die Verheißung Jesu, daß auch im Tod Leben ist, nicht nur proklamiert wird, sondern in der Interaktion zwischen den betreffenden Personen auch erlebt werden kann [...] es geht darum, auch im Sterben einem Menschen so viel Leben wie möglich zu eröffnen und dem Patienten dabei zu helfen, mit der letzten Krise so umzugehen, wie es ihm durch seine Erfahrungen, seine Worte und Ziele möglich und zum Teil auch vorgegeben ist.

e) dem Diätassistenten/der Diätassistentin

Für das Wohlbefinden des Patienten ist es wichtig zu wissen, welche Speisen sich mit seiner primären Erkrankung und seinen Symptomen vertragen. Essen kann aber auch, gerade bei bewusstseinsgetrübten Patienten, ein Zugang sein, worüber die Lebensqualität gesteigert werden kann.

f) dem Musiktherapeuten/der Musiktherapeutin

Musiktherapie ist der kontrollierte Einsatz von Musik, ihren Elementen und ihren Einflüssen auf das menschliche Sein, um dem Individuum bei der physiologischen und emotionalen Integration während der Behandlung einer Krankheit oder einer Beeinträchtigung zu helfen. S. Munro, Musiktherapeutin im kanadischen Palliative Care Service, listet in ihrem Buch über *Musiktherapie bei Sterbenden* (1986) auf, was Musiktherapie beim Sterbenden zu leisten und zu bewirken vermag:

- Im physiologischen Bereich: Förderung der Muskelentspannung

- Im psychologischen Bereich: Nonverbale Möglichkeit, unbewusste Gefühle auszudrücken; Möglichkeit, Gefühle und Emotionen zu wecken.

- Im sozialen Bereich: Möglichkeit der Ablenkung und Unterhaltung; Förderung der Interaktion zu Mitpatienten und Angehörigen (Munro 1986: 98).

g) dem Maltherapeuten/der Maltherapeutin

Schwerkranke und sterbende Menschen benutzen eine ganz besondere Sprache, eine symbolische Sprache, um ihre innersten Wünsche und Sorgen auszudrücken. Besonders bei der Betreuung sterbender Kinder sind Zeichnungen ein gutes Medium, um die mangelnde verbale Ausdrucksfähigkeit auszugleichen, um auf diesem Wege an die Vorstellungen, Fantasien und Ängste der Kinder vor dem Tod zu gelangen (Kübler-Ross 1981: 89 ff.).

Die Aufgabenbereiche des Teams sind:

- Beratung: Das Team berät betroffene Familien und Institutionen – Kirchen, niedergelassene Ärzte, Sozialstationen, Behörden – in allen thanatologischen Fragen.

- Koordination: Wird ein Patient in das Programm aufgenommen, koordiniert das Team alle Hilfsangebote im Zusammenwirken mit der Familie und den ambulanten Diensten. Die Federführung für alle Unterstützungsangebote liegt dabei beim Hospiz.

- Konkreter Einsatz: Das Team übernimmt im erforderlichen Rahmen die medizinische, pflegerische, soziale und spirituelle Versorgung vor Ort, so weit dies nicht durch andere (Sozialstation) geschieht (Student 1991: 68 ff.).

- Nachsorge: Das Team macht Angebote der Nachsorge für die Hinterbliebenen – Begleitung in der Trauer.

Ein erfolgreiches Team braucht, so Saunders, «berufliche Kompetenz, Flexibilität, Sinn für Humor, Achtung vor anderen, die Fähigkeit, Kollegen zu unterstützen, und vor allem ein Gespür dafür, was Vertrauen bedeutet» (Saunders 1993: 18). Saunders gibt zu bedenken, dass jedes Teammitglied seine eigenen beruflichen Gewohnheiten und Traditionen, seine Stereotypen und äußerlichen Bilder mitbringt, die aber in der Hospizarbeit neu zu überdenken sind. «Wenn ein Arzt fähig ist, beiseite zu treten für den Sozialarbeiter, und wenn die Krankenschwester weiß, wann es nötig ist, nach dem Seelsorger zu rufen, dann zeigen beide, was es heißt: das effektive Zusammenwirken aller vier dieser verschiedenen Berufsgebiete.» (ebd.: 19). Ein Team ist, nach Saunders, kein statisches Gebilde, sondern Teamarbeit ist ein anhaltender Prozess. Sie empfiehlt bei der Gründung eines Teams eine *Teamphilosophie* (ebd.: 32) zu formulieren in Form von Leitsätzen, Erklärungen über Haltungen, Überzeugungen und Werte.

Das Training des Teams setzt sich in fortlaufender Supervision des Teams fort. Diese Supervision ist obligatorisch für jedes Teammitglied und wird während der gesamten Teilnahme am Hospizprogramm fortgeführt. Neben den Gruppensitzungen stehen jedem Teammitglied nach Bedarf Einzelberatungen zur Verfügung. Es empfiehlt sich, externes Fachpersonal für die Supervision des Teams zu gewinnen, das sowohl über Supervisionserfahrungen als auch über Erfahrungen im Umgang mit sterbenden Menschen verfügt (Student 1991: 125 f.).

3. Freiwillige Helfer werden in den Hospiz-Dienst einbezogen

Hospizarbeit ist ohne ehrenamtliche Helfer nicht denkbar. Während die freiwilligen Helfer auf der einen Seite kostenneutrale Mitarbeiter sind, was gerade bei der offenen Finanzierungsfrage der Hospizarbeit kein unwichtiger Aspekt ist, repräsentieren gerade sie den Alltag, die Alltäglichkeit, ja sie sind die Brücke zum Gemeinwesen. «Sie sind es, die Sterbebegleitung erst wirklich zu zwischenmenschlicher Begegnung machen» (Student 1991: 23) und sie sind ein Teil der Öffentlichkeitsarbeit der Hospizbewegung.

Eine Vorbereitung in Gesprächsführung wie auch begleitende Betreuung der ehrenamtlichen Helfer durch Gesprächsgruppen und Supervision sind für die Sterbebegleitung durch ehrenamtliche Kräfte unerlässlich. Auch kann ein Treffen zwischen hauptamtlichen Kräften und ehrenamtlichen Helfern das oftmals spannungsgeladene Verhältnis abbauen helfen (ebd.: 81 f.).

Die freiwilligen Helfer übernehmen auf Wunsch der Familie verschiedene Aufgaben im Alltag – z. B. Einkaufen, Entlastung der Familienangehörigen durch Sitzwachen, Erledigung von Behördengängen, Fahrdienste, Vorlesen usw. Dem Hospiz stellen die freiwilligen Helfer ein festes wöchentliches Stundendeputat und bestimmte Hilfsinhalte zur Verfügung, worüber das Hospiz eine entsprechende Einsatzkartei führt. Gemäß ihrer psychischen Belastbarkeit in Krisensituationen werden die Helfer ausgewählt. Bevorzugt werden Menschen, die selbst schwere Verlusterlebnisse erlitten und die entsprechenden Trauerphasen abgeschlossen haben.

4. Das Hospiz-Team verfügt über spezielle Kenntnisse und Erfahrungen in der lindernden – palliativen – Therapie

Da zwei der großen Säulen der Hospizarbeit die Schmerztherapie und die Schmerzforschung sind, soll dieser Punkt umfangreicher thematisiert werden. Es soll in einem ersten Schritt gezeigt werden, dass die Schmerztherapie in Deutschland ein «Stiefkind» der Medizin ist. Anschließend wird in einem zweiten Schritt das Wesen des Schmerzes verdeutlicht, um abschließend das Konzept der Schmerztherapie verständlich machen zu können.

Unter der Überschrift «Verdrängte Schmerzen» ist in einem Artikel in der FAZ (5. März 1993) zu lesen, dass ca. fünf Millionen Bürger unter chronischen Schmerzen leiden, und es wird geschätzt, dass sich davon 3500–4000 Menschen wegen unerträglicher Qualen das Leben nehmen. 20 % der Krebskranken leiden unter ständigen Schmerzen, und im Endstadium sind es sogar 70 %. Trotzdem wurde der Schmerz bei Tumorpatienten in der Onkologie lange Zeit wenig beachtet, alles Tun wurde dem großen Ziel der Heilung und dem Kampf gegen den Krebs untergeordnet. Obwohl es ausreichende Medikationen gibt, dem Schmerz zu begegnen, scheuen sich Ärzte, Opiate als wirksames Mittel zur Schmerzbekämpfung einzusetzen.

Einer der führenden Schmerzforscher in Deutschland, der Direktor der Universitätsklinik für Anästhesiologie, Intensiv- und Schmerztherapie Bergmannsheil in Bochum, M. Zech, setzt sich seit Jahren für eine bessere Versorgung Krebskranker mit wirksamen Schmerzmitteln ein. Zech (1992: 206) bemängelt:

> Deutschland ist eines der wenigen Länder, das keine exakten Zahlen zur Häufigkeit von Patienten mit Schmerzen bei Tumor-Erkrankungen geben kann. [...] Nur etwa 16 bis 20 Prozent der niedergelassenen Ärzte verordnen überhaupt irgendwann einmal Morphium oder ähnliche Substanzen. Von diesen rezeptieren aber weniger als 5 Prozent diese Substanzen regelmäßig für ihre Tumor-Patienten. Wenn wir davon ausgehen, dass ein Tumor-Patient nicht einmal zum Arzt kommt und dann sofort verstirbt, sondern noch etwas länger lebt, dann muss er bei chronischen Schmerzen auch chronisch versorgt werden.

Für die Zurückhaltung der Verordnung sind drei Gründe (FAZ 5. März 1993) festzustellen:

- Bequemlichkeit: Da Morphinpräparate unter die Betäubungsmittel-Verschreibungsverordnung fallen, ist ein gesonderter Rezeptblock zur Verordnung anzufordern. Das Ausfüllen dieser Rezepte ist zudem sehr umständlich. Der Rezeptblock muss bei der Bundesopiumstelle in Berlin angefordert werden, er muss in einem Tresor aufbewahrt sein; jeder Durchschlag muss gestempelt werden, zudem sind alle Rezepte durchnummeriert.

- Unkenntnis: Viele Ärzte haben in ihrer Ausbildung nicht gelernt, diese Rezepte auszufüllen.

- Furcht: Da Verstöße gegen die Betäubungsmittel-Verschreibungsordnung sehr rigide verfolgt werden, haben sehr viele Ärzte Furcht vor fehlerhaftem Ausfüllen der Betäubungsmittelrezepte. Patienten, die Opiate nehmen müssen, dürfen das Gebiet der BRD nicht verlassen, da sie sonst das Betäubungsmittelschutzgesetz verletzen.

Diese drei Gründe bewirken, dass in Deutschland 1,5 kg Morphin/1 Mio. Einwohner/Jahr verabreicht werden gegenüber 14 kg in Großbritannien und 40 kg in

Dänemark. Eine Lockerung der Verordnungspraxis ist seit dem 1. Februar 1993 in Kraft getreten, sodass eine bessere Versorgung in der Schmerzbehandlung zu erwarten ist. Die Hospizbewegung hat sich zur Aufgabe gemacht, hier aufklärend tätig zu sein. In diesem Sinne hat Student – schon 1988 – eine Broschüre herausgegeben, die alle Unsicherheiten und Informationsdefizite des Hausarztes bei der Verordnung von Schmerzmitteln beseitigen soll. Diese Broschüre wird an alle Hausärzte, die in die Hospizarbeit einbezogen sind, weitergereicht.

Wenn es nun in einem nächsten Schritt gilt, das Wesen des Schmerzes zu definieren und zu beschreiben, soll zu diesem Zweck der Begriff des «totalen Schmerzes» aus der Arbeit von Saunders/Baines entlehnt werden. Hier ist zu lesen:

> Er [der Schmerz; Anm. der Autoren] ist meist ständig da, verstärkt sich tendenziell in seiner Intensität und ist mit anderen unangenehmen körperlichen Symptomen wie Appetitlosigkeit, Erbrechen oder Kurzatmigkeit verbunden. Psychische Faktoren beeinflussen in großem Maße die Wahrnehmung des Schmerzes. Depression, Angst, Einsamkeit und Langeweile können die Schmerzschwelle senken. Ein solcher Zustand wird als ‹totaler Schmerz› bezeichnet und enthält körperliche, emotionale, soziale und psychische Komponenten. (Saunders/Baines 1991: 15; vgl. dazu auch Kapitel 4)

Eine Vielzahl der Patienten mit Aids und Krebs leidet im Verlauf ihrer Krankheit zu bestimmten Zeiten unter starken Schmerzen. In der Schmerzbehandlung unterscheiden die Ärzte zwischen kausaler und symptomatischer Therapie. Kausal heißt: direkt gegen die Ursachen der Schmerzen gerichtet. Symptomatisch heißt: lediglich gegen den Schmerz gerichtet.

Für die symptomatische Schmerzbekämpfung wenden die Ärzte in der Regel eine medikamentöse Schmerztherapie nach Stufenschema an: Auf Stufe 1 – leichte oder mäßige Schmerzen – erhalten die Kranken ein lokal wirkendes Schmerzmittel. Auf Stufe 2 – mittelgradige oder starke Schmerzen – wird das lokal wirkende Schmerzmittel mit einem schwachen, auf das zentrale Nervensystem wirkenden Analgetikum kombiniert, einem chemisch mit dem Opium verwandten Opiat-Derivat. Auf Stufe 3 – schwere, anhaltende Schmerzen – geben die Ärzte zusätzlich zum lokal wirkenden Analgetikum ein starkes, zentral wirkendes Opioid.

Da es für Schmerz keine objektiven Messmethoden gibt, muss sich der Arzt bei der Dosierung nach den Angaben der Patienten richten. Die Medikamente sollten einen bestimmten Spiegel im Blut erreichen, eine lange Wirkungsdauer haben, vorbeugend und regelmäßig immer zur gleichen Zeit eingenommen werden, auch wenn der Patient zu dieser Zeit (noch) schmerzfrei ist. Denn gerade die vorzeitige Gabe von Schmerzmitteln vermeidet eine psychische Abhängigkeit des Patienten, und sein Bewusstsein dreht sich nicht die ganze Zeit um den drohenden nächsten Schmerzschub. Dabei ist es ganz wichtig, die Verabreichungsabstände nicht zu groß werden zu lassen, da sonst eine kontinuierliche Schmerzfreiheit nicht gewährt ist. Vorteilhaft ist die Entwicklung von Morphinpräparaten in den letzten Jahren, die oral zugeführt werden können, da deren Wirkungsdauer länger und somit optimaler in der Dosierung ist als bei intravenösen Verabreichungen. Zudem hat die orale Gabe von Morphinpräparaten den Vorteil, dass das Medikament nicht sofort in die Blutbahn gerät und somit die Wirkung verzögert eintreten kann.

Zur Therapiekontrolle führen die Patienten Schmerzprotokolle. Als Nebenwirkungen von Opiaten können Übelkeit mit Erbrechen, Schluckauf, Schläfrigkeit und Schwindel, Verwirrtheit, Desorientiertheit und Halluzinationen auftreten. Die Symptome verschwinden aber wieder, wenn die Therapie richtig durchgeführt wird. Bei langfristiger Einnahme ist Verstopfung eines der Hauptprobleme, welches jedoch mit der regelmäßigen Gabe von Laxanzien behoben werden kann.

5. Hospize gewährleisten Kontinuität der Betreuung

Hospiz-Dienst steht für Erreichbarkeit und Betreuung rund um die Uhr. Gerade im ambulanten Bereich deckt der ambulante Hospiz-Dienst die Freiräume zwischen den Einsätzen der Sozialstation und den Besuchen des Hausarztes ab. Viele Angehörige fassen bei diesem Angebot erst den Mut, den sterbenden Menschen zu Hause zu pflegen.

6. Die Aufnahme des Patienten in einen Hospiz-Dienst erfolgt unabhängig von der Regelung der Kostenfrage

Adressaten des Hospiz-Programmes sind grundsätzlich alle sterbenden Menschen und ihre Angehörigen – im weitesten Sinne. Student (1991: 26) fasst in drei Punkten die Kriterien für die Aufnahme eines Patienten in ein Hospiz zusammen:

1. Der betroffene Mensch leidet an einer der folgenden Krankheitsarten:
   - Krebserkrankungen mit Tochtergeschwülsten, die trotz Therapie fortgeschritten sind
   - Vollbild der Infektionskrankheit Aids
   - Erkrankung des Nervensystems mit unaufhaltsam fortschreitenden Lähmungen
   - Endzustand einer chronischen Nieren-, Leber-, Herz- oder Lungenerkrankung.

2. Bei dem betroffenen Menschen ist bereits die konkrete, individuelle Todesursache absehbar geworden – z. B. Nierenversagen, Versagen der Atmung, Herzversagen, nicht mehr beherrschbare Blutvergiftung o. ä.

3. Der Betroffene, seine Familie und möglichst auch der zuletzt behandelnde Arzt kennen und billigen das vom Hospiz vertretene Prinzip der lindernden Pflege und Therapie. Sie wünschen also keine eingreifenden Untersuchungen oder Therapieversuche mehr, sondern sind damit einverstanden, dass sich die weitere Behandlung auf eine Linderung der Beschwerden konzentriert. Dies bedeutet insbesondere, dass keine forcierte Ernährung, keine künstliche Beatmung und keine kontinuierliche Infusionstherapie mehr durchgeführt werden.

Die Entscheidung darüber, ob ein Patient in das Hospizprogramm aufgenommen wird, liegt bei dem Hospiz-Team. Das Hospiz-Team erarbeitet und erprobt hierfür Kriterien (siehe oben), welche nicht dem Hospiz-Team dienen sollen, sondern den betroffenen Familien. Konfession, Berufsstand, Nationalität, Vermögen sind keine Kriterien, die über die Aufnahme in ein Hospiz entscheiden, alleiniges Kriterium ist die Bedürftigkeit des Patienten, die in den drei Aufnahmekriterien Students zusammengefasst sind.

7. Die Hinterbliebenen werden bei der Trauerarbeit unterstützt

Da zur Hospiz-Klientel auch die Angehörigen gezählt werden (siehe 1. Grundprinzip der Hospizarbeit), ist es erklärtes Programm der Hospizbewegung, die Angehörigen durch ihre Trauer zu begleiten. «Die meiste Hilfestellung [...], wie sie von Verwandten und Freunden angeboten wird, folgt unmittelbar auf den Tod. Eine weitere Unterstützung, diesmal von den Nachbarn und Mitbürgern, wird den Hinterbliebenen nach der Beerdigung gewährt. Ist die Beerdigung aber vorbei, wollen Freunde und Verwandte in ihr eigenes Leben zurückkehren. Dabei hoffen sie, daß die Trauernden sich schnell wieder erholen, ohne dabei allzu große Hilfe nötig zu haben.» (Buckingham 1993: 203 f.). An dieser Stelle bietet die Hospizbewegung eine weitergehende Betreuung der Angehörigen an. Zur Verarbeitung der Trauer ist es für die Betroffenen wichtig, das Erlebte noch einmal lebendig werden zu lassen. Dies verlangt vom Begleiter die Bereitschaft und Fähigkeit, sich das Geschehene und Miterlebte mehrere Male schildern zu lassen. Das Wiederholen des traumatischen Ereignisses durch die trauernden Angehörigen hat den Sinn, «das Geschehene Realität werden zu lassen und in ihr Leben integrieren zu können» (Student 1991: 110).

Eine nachgehende Begleitung der Angehörigen durch die Hospizbewegung wird besonders vor dem Hintergrund moderner Familienstrukturen wichtig. Durch die Verkleinerung der Familien stehen oftmals keine mittrauernden Familienangehörigen zur Seite. Das Sterbeereignis an sich ist für viele Familienangehörige das erste Ereignis dieser Art in ihrem Leben, sodass die in diese Situation involvierten Personen nicht wissen, wie sie sich verhalten sollen, da Trauerrituale ihre Funktionen verloren haben und Scham- und Peinlichkeitsgefühle die Situation bestimmen.

Die Trauer ist in der Moderne weniger ein soziales Medium, durch das eine Gruppe von Trauernden mit Hilfe eines sozial verbindlichen Rituals den Verlust eines Menschen verarbeiten kann. Sie ist vielmehr zu einem privaten, isolierten und rein individuellen Ereignis geworden. (Nassehi/Weber 1989: 258)

8. Das Hospiz steht unter medizinisch-ärztlicher Leitung

Student räumt ein, dass dieses Prinzip in der Hospizbewegung nicht unumstritten ist. Doch macht er selber pragmatische Gründe für diesen Vorschlag geltend: «Ärzte sind nach wie vor die mit besonderem Sozialprestige ausgestatteten Exponenten des Gesundheitswesens. Sie fest in die Hospizaktivitäten einzubeziehen, heißt zugleich, dem Hospiz seinen Platz innerhalb und nicht am Rande des Gesundheitswesens zu sichern.» (Student 1987: 7). Die Tatsache, dass C. Saunders – die Begründerin der modernen Hospizbewegung in England – lange Jahre vergeblich versucht hat, ihren Ansatz im Gesundheitswesen zu vermitteln, und es ihr erst gelang, als sie Ärztin wurde, unterstreicht diesen Punkt besonders. Da die meisten Hospize in Deutschland sich in den Händen der Wohlfahrtsverbände oder der Gemeinden befinden, ist diese Prämisse weitgehend überflüssig geworden.

9. Es besteht eine Kooperation mit bereits bestehenden Diensten

An dieser Stelle ist es nötig zu betonen, dass ein Hospiz kein besseres Krankenhaus oder Altenpflegeheim ist. Das Hospiz nimmt sich einer Patientengruppe an, die vom Krankenhausstandpunkt her als *austherapiert* eingestuft wird und auch nicht langzeit-pflegebedürftig ist, sodass hier ein Pflegeplatz adäquat wäre – obwohl Alten- und Pflegeheime immer mehr zu Sterbekliniken werden. Unter der Überschrift «Heime werden zu Sterbekliniken» weist schon Mitte der 1980er Jahre eine Gruppe von Heimleitern und Mitarbeitern aus Alten- und Pflegeheimen im Fachjournal *Altenpflege* auf die sich verändernden Zustände im Pflegeheimbereich hin. Durch die Änderung des § 3 BSHG hat sich der Pflegegrad der Neuzugänge im Altenpflegebereich sehr gewandelt. Hier wird geklagt: «So werden Heime zu Sammelbecken für intensivste Restpflege, oft ohne dafür die räumliche Ausstattung zu haben und auf keinen Fall die dazu erforderliche Anzahl an qualifizierten Mitarbeitern zur Verfügung stellen zu können. Mit hohen Sterberaten gleiten sie ab zu Sterbekliniken für eine bedürftige Minderheit, für Menschen, die kein Zuhause haben, wo sie bis zur letzten Stunde gepflegt werden, wo Krankenhäuser und offene Altenhilfe am Ende ihrer Möglichkeiten sind.» (Arbeitsgruppe der Mitarbeiter und Heimleiter in Alten- und Pflegeheimen der Region: Gießen-Weilburg-Wetzlar, 1986). Welche visionäre Weitsicht diese Autorengruppe hatte, erkennt man spätestens seit der Einführung des SGB XI, § 3 und dessen Konsequenz für den stationären Altenpflegebereich.

Es besteht also keine Konkurrenz zu bestehenden Leistungsanbietern, sondern das Hospiz füllt eine Lücke, die von herkömmlichen Institutionen des Gesundheitswesens nicht abgedeckt wird.

Für das Hospiz ist es wichtig, mit bestehenden Diensten zusammenzuarbeiten. Die Patienten werden in den meisten Fällen vom Krankenhaus überwiesen, sodass schon hier ein lückenloser Informationsfluss über Art der Erkrankung, deren Verlauf und Behandlung sinnvoll erscheint. Da der Hospizdienst im ambulanten Bereich keine Pflege, sondern «nur» Betreuung und Beratung anbietet, ist eine Zusammenarbeit mit bestehenden Sozialstationen zwingend. Pflegehilfsmittel, die von den Krankenkassen und Sozialämtern genehmigt werden müssen, sollten so rasch wie möglich – wegen der kurzen Lebenserwartung der Hospiz-Patienten – zum Einsatz kommen. Eine enge Kooperation mit den Kassen und Ämtern ist daher für den Erhalt des hohen Pflegestandards Voraussetzung.

Der Hausarzt bleibt für viele Patienten ein Begleiter durch die schwere Krankheit. Eine Aufgabe der Hospizbewegung ist es somit, den Hausarzt von der Konzeption der palliativen Betreuung zu überzeugen und ihn zur Weiterbehandlung der Patienten auch im Hospiz zu gewinnen.

In der letzten Lebensphase ist für einige Menschen ein religiöser Beistand eine wichtige Stütze. Der Gemeindepfarrer sollte daher auf Wunsch des Patienten bei dessen Aufnahme in das Hospizprogramm verständigt werden.

Diese Form von Vernetzung ist notwendiger Bestandteil der ganzheitlichen, palliativen Betreuung des sterbenden Patienten.

10. Die stationäre Rückendeckung für den Hausbetreuungsdienst ist gewährleistet

Wird ein Hospiz-Patient nach Hause entlassen – denn das oberste Ziel ist es, das Sterben zu Hause zu ermöglichen (!) – und wird er dort von ambulanten Diensten – ambulanter Hospizdienst und ambulante Sozialstation – weiter betreut, muss die Möglichkeit einer Rückverlegung in das stationäre Hospiz gegeben sein.

Diese zehn Grundprinzipien der Hospizbewegung sollten deutlich machen, dass unter Hospiz nicht ein *Gebäude*, sondern ein *Konzept*, eine Idee zu verstehen ist. Primär soll es bei der Betreuung Sterbender ja immer darum gehen, dass sie möglichst lange zu Hause in ihrer gewohnten Umgebung leben können. Daher ist der palliative Ansatz bei der Betreuung Sterbender durch sein flexibles Konzept auch nicht an eine bestimmte Organisationsform gebunden. Zu unterscheiden sind stationäre Hospize, Palliativstationen im Krankenhaus, ambulante Hospizdienste –

z. B. Omega –, die den Sterbenden zu Hause begleiten, Tageshospize, die eine Betreuung über den Tag anbieten, um abends den Kranken zu Hause weiter zu betreuen; außerdem gibt es Mischformen aus den soeben genannten Betreuungselementen.

An dieser Stelle soll zudem noch die Öffentlichkeitsarbeit der Hospizbewegung Erwähnung finden. Es ist von wissenschaftlicher Seite noch nicht erhoben worden, wie viele Publikationen, Rundfunk- und Fernsehbeiträge in den letzten Jahren über die Hospizbewegung und den palliativen Behandlungsansatz verbreitet wurden, doch dem an der Hospizbewegung interessierten Beobachter gibt sich ein reges Interesse an der Hospizarbeit in den Massenmedien zu erkennen. Dieses öffentliche Interesse wiederum bewirkt, dass die Thanatopraxis der Krankenhäuser und das Thema «Tod und Sterben» auf breiterer Basis diskutiert werden.

Die Hospizbewegung in Deutschland

In Deutschland wurde die Hospizbewegung 1971 bekannt durch die Ausstrahlung des Dokumentarfilms «*Noch 16 Tage . . . Eine Sterbeklinik in London*», der im Londoner St. Christophers Hospiz gedreht wurde. Da dieser Film das einzige Informationsmaterial in Deutschland über die Hospizbewegung war und englische Publikationen zur Urteilsfindung nicht herangezogen wurden, ergab es sich, dass die Hospizidee missverstanden wurde (Zech/Grond 1993: 829). Ablehnende Stellungnahmen von Kirchen und Wohlfahrtsverbänden bezüglich der Hospizbewegung sind auf die Missdeutung zurückzuführen, Hospize seien Euthanasiekliniken. Durch vereinzelte Kontakte – z. B. des Internisten Paul Becker, einem der führenden Vertreter der deutschen Hospizbewegung, – zur englischen Hospizbewegung konnten die bestehenden Vorurteile gegen Hospize nur mühsam abgebaut werden. Zech/Grond bemerken dazu: «Die meisten Onkologen stehen der Hospizbewegung bis heute eher ablehnend gegenüber.» (ebd.: 830). Gerade sie müssten jedoch im Hinblick auf den großen Anteil von Krebskranken bei den Sterbefällen in der Bundesrepublik ein offenes Ohr für die Hospizbewegung haben.

Die erste stationäre hospizähnliche Einrichtung in Deutschland wurde 1983 mit Unterstützung der «Deutschen Krebshilfe» an der Chirurgischen Universitätsklinik in Köln eröffnet. Die «Station für Palliative Therapie» war das Resultat einer langjährigen Erfahrung in der chirurgischen Tumornachsorge und einer engen Verbindung zum Londoner St. Christophers Hospiz.

Auf einer Impulstagung, B. F. G. Neuss, am 24. September 1998 gab die Deutsche Hospiz Stiftung folgende aktuelleren Zahlen bekannt: «Die Zahl der stationären Hospize ist seit 1995 von 29 auf heute 50 gestiegen. Im ambulanten Bereich hat sich die Zahl von 264 auf 507 und bei den Palliativstationen von 24 auf 37 erweitert.»

Während Kirchen und Wohlfahrtsverbände noch im Jahr 1978 auf eine Anfrage des Ministeriums für Jugend, Familie und Gesundheit den Bau von «Sterbekliniken» in Deutschland nach englischem Muster ablehnten, begann zehn Jahre später eine neue Bewertung der Hospizbewegung (Zech/Grond 1993: 834). Die deutschen Bischöfe (Pastoral-Kommission) brachten im September 1993 sogar eine Druckschrift heraus mit dem Titel «Die Hospizbewegung – Profil eines hilfreichen Weges in katholischem Verständnis», in der es heißt: «Die Hospizarbeit zeigt in beispielhafter Weise, wie sehr die Verkündigung der frohen Botschaft, die Feier des Gottesdienstes und die Sorge um das leibliche, psychische und soziale Wohl des einen Menschen aufeinander zugeordnet sind, ja einander gegenseitig bedingen. Wenn es gelingt, durch die verschiedenen ehren- und hauptamtlichen Dienste innerhalb der Hospizbewegung Menschen auf der letzten Wegstrecke ihres Lebens beizustehen, dann kann man ihnen auch Hoffnung auf ein Leben vermitteln, das über den Tod hinausreicht.» (Sekretariat der Deutschen Bischofskonferenz 1993: 19)

Grundgedanken zur Hospizarbeit:

- Die schwerstkranken Menschen sollten möglichst ohne Schmerzen leben können, umsorgt von Familie, Freunden und Betreuern.

- Das Hospiz ist christlichen Wertvorstellungen verpflichtet, aber unabhängig von Konfessionen.

- Das Menschenbild der Hospizarbeit geht von der Ganzheit des Menschen aus.

- Das Hospiz betrachtet Sterben als natürlichen Vorgang. Es will schwerstkranken Menschen Leben bis zuletzt ermöglichen.

- Das Hospiz versucht dazu beizutragen, dass sterbende Menschen ihre Situation bewusst akzeptieren können. Das Sterben wird weder beschleunigt noch hinausgezögert. Diese lebensbejahende Grundidee schließt aktive Euthanasie aus.

- Ein Sterben im Kreis der Familie soll ermöglicht werden, wenn die kranken Menschen es wünschen und die Voraussetzungen dafür geschaffen werden können.

- Wahrhaftigkeit in der Kommunikation mit den Kranken und ihren Angehörigen ist Grundvoraussetzung. Die kranken Menschen werden nicht als Objekte unserer Betreuung betrachtet, sondern als gleichberechtigte Mitmenschen.

- Sie vermitteln uns Erfahrungen von Lebensbewältigung an den Grenzen des Daseins. In diesem Sinne können sie zu Lehrern für ihre Umgebung werden. Ihre Selbstbestimmung und Individualität werden geachtet.

- Das Hospiz möchte mit seinen Bemühungen auch eine bewusste Haltung zu Sterben und Tod in der Gesellschaft erreichen.

7.2 Voraussetzungen für Basale Stimulation im stationären Alltag

Basale Stimulation sollte von jedem, der sie anwenden möchte, in einem Basiskurs, der von einem ausgebildeten Kursleiter angeboten wird, erlernt werden. Aber auch Mitarbeiter, die nicht unmittelbar in der Pflege tätig sind – z. B. Sozialarbeiter, Seelsorger – und somit Basale Stimulation nicht anwenden, sollten an einem solchen Basiskurs teilnehmen. Hierdurch kann ein allgemeines Verständnis für die etwas andere Art der Begleitung erreicht werden. Denn erst die in einem solchen Kurs gemachten Erfahrungen können zu einem veränderten Pflegeverständnis und einer Bewusstseinsänderung führen.

Im Folgenden listen wir nun einzelne Prämissen auf, wie die Umsetzung der Integration Basaler Stimulation in den Pflegealltag bewerkstelligt werden kann:

Es sollte ein gemeinsames Pflegeverständnis entwickelt werden. Wir halten es auch für sehr sinnvoll, wenn für die Anwendung der Basalen Stimulation in der Begleitung von Sterbenden Pflegeempfehlungen erarbeitet werden, die den Pflegekräften eine Hilfestellung bieten, sie aber nicht in ihrer Kreativität einschränken und so eine individuelle Begleitung behindern. Diese Empfehlungen sollten regelmäßig auf ihre Effektivität hin überprüft und gegebenenfalls modifiziert werden. Diese Pflegestandards sollten von kompetenten Kursleitern für Basale Stimulation erarbeitet und überprüft werden.

Damit die Basale Stimulation im Hospiz eingeführt und angewandt werden kann, bedarf es einer einheitlichen Auffassung von Pflege – im Sinne eines Pflegeverständnisses – unter den Mitarbeitern. Das gemeinsam entwickelte Pflegeverständnis soll weiterentwickelt werden zu einem Pflegeleitbild. Grundlagen für die Entwicklung eines solchen Pflegeverständnisses sind das Menschenbild der Basalen Stimulation und die Grundgedanken der Hospizbewegung. Durch ein Pflegeleitbild kann gewährleistet werden, dass Handlungsweisen einzelner Mitarbeiter für alle nachvollziehbar werden und Prioritäten gemeinsam gesetzt werden können. Das gemeinsame Pflegeleitbild kann darüber hinaus Pflegekräften Sicherheit und Stabilität vermitteln.

Kontinuierliche Bezugspflege ist eine weitere Voraussetzung für die Anwendung der Basalen Stimulation in der Sterbebegleitung.

Im Allgemeinen verfügt ein Hospiz über einen sehr guten Personalschlüssel; dies ist für die Umsetzung basalstimulierender Maßnahmen von sehr großem Vorteil, daher plädieren wir für einen angemessenen Stellenschlüssel von Fachkräften in Altenpflegeheimen und Krankenhäusern.

Für jeden Mitarbeiter der Pflege, der Sozialarbeit und der Seelsorge ist es eine selbstverständliche Verpflichtung, an Fortbildungsseminaren im Sinne der Sterbebegleitung teilzunehmen.

In diesen Seminaren wird den Teilnehmern die Möglichkeit gegeben, sich mit dem Thema «Sterben und Tod» auseinanderzusetzen, über ihr eigenes Sterben nachzudenken, eigene Trauerprozesse und die anderer Menschen besser verstehen zu lernen und Ausdrucksmöglichkeiten und Abschiedszeremonien kennen zu lernen, um mit der Trauer besser umgehen zu können.

Ferner sollten auch immer wieder Fortbildungen zum Thema «Schmerztherapie» angeboten werden.

Den Mitarbeitern, die mit der unmittelbaren Pflege Sterbender betraut sind, sollten in regelmäßigen Abständen für die Pflege relevante Themen angeboten werden – z. B. könnten auch Betroffene aus Selbsthilfeorganisationen, wie der Aidshilfe, oder Vertreter verschiedener Hilfsmittelfirmen, etc. eingeladen werden. Ebenfalls gehören Grundlagenkurse in Kinästhetik und Basaler Stimulation dazu.

Die Kosten dieser Fortbildungsmaßnahmen sollten selbstverständlich vom Arbeitgeber getragen werden.

7.3 Komplikationen

Den Mitarbeitern in einem Hospiz einen Basiskurs anzubieten, stellt kein Problem dar. Die eigentlichen Probleme im Team treten erst dann auf, wenn es darum geht, ein gemeinsames Pflegeverständnis zu entwickeln. Dies kann unter anderem darauf zurückgeführt werden, dass in einem Hospiz Mitarbeiter der unterschiedlichsten Professionen tätig sind. Zu ihnen gehören Altenpfleger, Krankenpfleger und Familienpfleger, die auf Grund ihrer Ausbildung mit verschiedenen Vorstellungen darüber, «wie Pflege und Betreuung aussehen sollten», einen gemeinsamen Weg finden müssen. Die oben schon erwähnten Pflegestandards und das gemeinsame Pflegeleitbild können hierbei hilfreich sein.

Ein weiteres wichtiges Hilfsmittel hierfür können Teamsitzungen und Supervisionsrunden darstellen. Supervision ist auf jeden Fall ein *Muss* in der Sterbebegleitung. Sie hat den Vorteil, dass sie von einem Supervisor geleitet wird, der nicht im Team involviert ist und der dadurch für eine Objektivität sorgen kann, die sonst unter Umständen leicht verloren geht.

Genauso wichtig wie die Akzeptanz der einzelnen Mitarbeiter der unterschiedlichen Professionen untereinander ist auch die Akzeptanz anderer Berufsgruppen. Wir sehen es als sinnvoll an, dass ein Vertreter der Ärzte, ein Krankengymnast, der Seelsorger, der Sozialarbeiter und ein eventuell vorhandener Musiktherapeut an diesen Sitzungen teilnehmen und ein interdisziplinärer Austausch stattfinden kann.

Mitarbeiter des Pflegeteams sollten in der Lage sein, ehrenamtliche Mitarbeiter und Angehörige anzuleiten und zu begleiten. Sie sollten auch die von Ehrenamtlichen und Angehörigen gemachten Beobachtungen in Bezug auf den Sterbenden ernst nehmen und dokumentieren. Leider treten hier immer noch Schwierigkeiten bei der praktischen Umsetzung auf.

Damit kommen wir zu einem weiteren wichtigen Punkt, der Dokumentation. Im Zusammenhang mit der Umsetzung der Basalen Stimulation in der Begleitung Sterbender ist die Dokumentation der durchgeführten Maßnahmen und ihrer Wirkung von besonderer Bedeutung. Mit der Dokumentation der durchgeführten Pflege, der Gespräche mit dem Sterbenden sowie seinen Angehörigen und Freunden wird jeder Schritt der Begleitung für jeden Kollegen nachvollziehbar.

Ein wichtiges Hilfsmittel stellt in diesem Zusammenhang die Anwendung des Pflegeprozesses dar. Die Auffassung, dass die Pflege als ein Prozess betrachtet werden sollte, entstand in den 1950er Jahren in den USA. Der Pflegeprozess kann als eine Summe von überlegten, logischen und rationalen Aktivitäten aufgefasst werden, mittels derer die pflegerische Arbeit systematisch durchgeführt wird (Mischo-Kelling 1989: 2). Die schriftliche Fixierung der geplanten, durchgeführten und evaluierten Pflege – Pflegeprozess – dient nicht nur der Informationsvermittlung an die Kollegen, sondern stellt überdies eine Qualitätssicherung dar, wodurch die Tätigkeit der Pflege nachgewiesen werden kann. Die Pflegeplanung hat zudem den Zweck, dass das Pflegepersonal rechtlich abgesichert ist.

7.4 Zusammenarbeit mit Angehörigen

Hat die Hospizarbeit den Sterbenden und den Angehörigen als gemeinsamen Adressaten, so werden mit dieser Prämisse die Bedürfnisse der Angehörigen berücksichtigt. Häufig sind sie durch Trauer blockiert; sie wissen nicht, wie sie mit ihrer Hilflosigkeit umgehen sollen, oder sie verfallen in einen blinden Aktionismus. Oft ist auch eine befangene Kommunikation über das Thema «Sterben und naher Tod» zu bemerken.

Angehörige können für den Sterbenden und seine professionellen Begleiter eine wichtige Hilfe darstellen. Vorausgesetzt der Sterbende wünscht dies, sollten sie mit in die Pflegeinteraktion einbezogen werden. Die verschiedenen Beispiele aus dem Hospiz St. Raphael machen deutlich, wie wichtig die Integration der Angehörigen in die Pflege sein kann.

In der Regel sind Angehörige gerne bereit, bei kleineren Versorgungen zu helfen und über den Sterbenden Auskunft zu geben. Dies vermittelt ihnen das Gefühl, noch etwas für den Sterbenden tun zu können.

Angehörige und Freunde des Sterbenden sind jederzeit im Hospiz willkommen. Es gibt keine festgelegten Besuchszeiten. Sie in die Versorgung ihres Angehörigen zu integrieren, ist eine wichtige Aufgabe des Pflegepersonals. Die Integration der

Angehörigen in die Pflege ist jedoch nicht immer einfach. Hierfür gibt es unterschiedliche Gründe: Durch die Verlagerung des Sterbens in Institutionen haben viele Menschen nie den Umgang mit Sterbenden erlernen können und fühlen sich, wenn sie mit Sterbenden zusammenkommen, hilflos bzw. ohnmächtig. Weiterhin haben viele Menschen nie gelernt, ihren Angehörigen körperlich nahe zu kommen. In solchen Situationen sollten Pflegekräfte Angehörige vorsichtig, unter Berücksichtigung der individuellen Grenzen, in die pflegerische Versorgung einbeziehen.

Die Einbeziehung der Angehörigen in die Pflege stellt keinen Ersatz für professionelle Pflege dar, sondern ist als eine sinnvolle und wichtige Ergänzung anzusehen.

Die Anwendung basalstimulierender Maßnahmen durch Angehörige ermöglicht es ihnen und dem Sterbenden, Nähe zuzulassen. Sie bilden eine legitime Möglichkeit für körperliche Nähe und verhelfen außerdem dem Angehörigen zu einer sinnvollen Möglichkeit der Unterstützung des Sterbenden, welche dazu beträgt, die situationsbedingte Ohnmacht abzubauen.

Die Einbeziehung Angehöriger in die Pflege Sterbender stellt zwar eine große Hilfe dar, es sollte aber nicht vergessen werden, dass auch Angehörige in dieser Situation Hilfe benötigen. Die Mitarbeiter des Hospizes stellen für die Angehörigen wichtige Ansprechpartner bzw. Gesprächspartner bezüglich ihrer Ängste und Sorgen dar. Die Betreuung der Angehörigen durch die Hospizmitarbeiter endet selbstverständlich nicht mit dem Tod des Bewohners, sondern geht darüber hinaus.

7.5 Zusammenarbeit mit ehrenamtlichen Mitarbeitern

Eine wichtige Ergänzung zu den professionellen Mitarbeitern des Hospizes bilden ehrenamtliche Mitarbeiter. Ökonomische Gesichtspunkte spielen hierbei sicherlich eine wichtige Rolle, aber auch bei reichlicher Finanzausstattung der Einrichtung sind ehrenamtliche Mitarbeiter nicht aus dem Hospiz wegzudenken.

Der ehrenamtliche Mitarbeiter kann für den Bewohner eine wichtige, unabhängige Bezugsperson darstellen, die professionelle Mitarbeiter und Angehörige in bestimmten Situationen ergänzen bzw. ersetzen kann. Zudem repräsentieren ehrenamtliche Helfer einen Kontakt zur Außenwelt – Gesellschaft/Gemeinde –, der verhindern hilft, dass Einrichtungen einen totalen Charakter ausbilden (Goffman 1973).

Bevor jedoch ehrenamtliche Kräfte die Hospizarbeit aufnehmen, ist es obligat, die Erwartungshaltung auf Seiten der ehrenamtlichen und hauptamtlichen Kräfte transparent zu machen. Denn nicht selten sehen hauptamtliche Pflegekräfte die Arbeit von ehrenamtlichen Mitarbeitern mit Misstrauen. Eine Hospiztagung zum

Thema «Todeswunsch und Ungeduld am Lebensende» in Loccum hat dieses Schnittstellenproblem auf den Punkt gebracht, denn «Pflegende formulierten deutlich ihre Sorge, von den Ehrenamtlichen verdrängt zu werden. Sie fürchten nicht nur, dass ihre Tätigkeit noch weiter auf das *Handwerkliche* reduziert wird, sondern auch ganz konkret um ihren Arbeitsplatz» (Gaschler 1999: 236).

Bei der Betreuung ausländischer Bewohner kann es sinnvoll sein, ehrenamtliche Mitarbeiter aus gleichem Sprach- und Kulturkreis einzubeziehen.

Die ehrenamtlichen Mitarbeiter müssen für ihre Tätigkeit in Kursen, die vom Hospiz angeboten werden, auf die Begleitung Sterbender vorbereitet werden, hierzu zählt auch die Vermittlung von Elementen der Basalen Stimulation. Um die Erfahrungen der Sterbebegleitung verarbeiten zu können, sollten auch für ehrenamtliche Mitarbeiter regelmäßig Supervisionssitzungen stattfinden. Außerdem ist die für den Bewohner zuständige Pflegeperson auch Ansprechpartner für den ehrenamtlichen Mitarbeiter.

7.6 Ein gerontologisches Hospizkonzept

Weiter oben haben wir darauf hingewiesen, dass konkrete Sterbebegleitung in konkreten historisch gewachsenen Bezügen stattfindet. Wenn nun das Element *Basale Stimulation* als eine Möglichkeit der nonverbalen Kommunikation in die Sterbebegleitung einbezogen werden soll, gilt es, konkrete Strukturen bestehender Einrichtungen anzusprechen und zu beeinflussen.

Aus diesem Grund haben wir für den stationären Altenhilfebereich ein gerontologisches Hospizkonzept entwickelt, das die Basale Stimulation ebenfalls als ein wesentliches Element der Pflege und Betreuung sterbender alter Menschen ansieht. Die Leser werden in diesem Konzept Aspekte wiederholt finden, die oben in einzelnen Kapiteln genannt wurden, aber Konzepte sollen zusammenfassen, auf den Punkt bringen und zum Umsetzen anregen. Zurzeit erproben wir mit großem Erfolg die Umsetzung dieses Konzeptes in einem Oberhausener Altenpflegeheim.

Unser gerontologisches Hospizkonzept umfasst folgende 14 Punkte:

1. Ein gemeinsames Leitbild der Einrichtung bezüglich der Begleitung Sterbender

Nicht einzelne Pflegekräfte sollten ihre Arbeit nach dem Hospizkonzept ausrichten, sondern es bedarf immer der Rückendeckung durch das ganze Team. Nur so kann eine Kontinuität in der Betreuung Sterbender gewährleistet werden.

Ein gemeinsames Leitbild erfordet auch die Zustimmung der Leitung bzw. des Trägers der Einrichtung. In regelmäßigen Schulungen muss das ganze Team mit den Ansprüchen und den Standards der Hospizarbeit vertraut gemacht werden.

«Es besteht [leider immer noch; S. K. u. M. K.] ein Nebeneinander von Fachlichkeiten, von Generationen, von Führungsstilen, von institutionellen Problemlösungsmustern und Copings meist schon innerhalb eines Hauses bzw. eines Komplexes.» (Gröning 1995: 422).

2. Gemeinsame Standards zur Begleitung Sterbender und zur Versorgung Toter

Geht es darum, einen gemeinsamen Standard zur Begleitung Sterbender und zur Versorgung Toter zu entwickeln, muss vorher klar sein, was *unter Begleitung eines sterbenden alten Menschen* zu verstehen ist. Hier ist ein Rückgriff auf entsprechende Untersuchungen und, selbstverständlich, auf die geäußerten Wünsche der Bewohner – Ergebnisqualität – angezeigt.

Der formulierte Standard ist für die Mitarbeiter verpflichtend, was für den sterbenden Menschen eine Kontinuität in der Begleitung und eine Zuverlässigkeit in der Ausübung der einzelnen Verrichtungen bedeutet.

3. Eine flexible Gestaltung des Dienstplanes

Ein Hauptargument gegen die Einführung neuer Ansätze in bestehende Abläufe ist der Faktor Zeit. Chronische Unterbesetzung und Ausfall durch Krankheit mindern die Motivation, sich auf veränderte Strukturen einzulassen. Aus diesem Grund sind Überlegungen notwendig, wie ein Zeitpolster geschaffen werden kann, wenn ein Patient/Bewohner im Sterben liegt, denn in der letzten Lebensphase bedarf der Sterbende einer intensiveren Betreuung. Diese Mehrarbeit kann nur geleistet werden, wenn Prioritäten im Wohnbereich bezüglich der unterschiedlichen Arbeiten gesetzt werden. Es ist ratsam, eine Liste mit Tätigkeiten aufzustellen, die liegen bleiben können, bzw. nicht in der üblichen Intensität ausgeführt werden müssen. Auch müssen Arbeitsabläufe neu überdacht werden, z. B. über Umverteilung von Tätigkeiten und Zwischendienste.

4. Regelmäßige Arbeitssitzungen aller an der Betreuung des Sterbenden beteiligten Professionen

Begleitung Sterbender ist keine Aufgabe nur einer Profession. Nehmen wir den holistischen Anspruch ernst, sind wir gefordert, Absprachen zu treffen. Hierbei ist es wichtig, zu erkennen, dass nicht eine Profession – z. B. der Hausarzt – übergeordnete Stellung im multiprofessionellen Team einnimmt, sondern alle Betroffenen – Bewohner/in, Angehörige, Pflegekräfte, Hausarzt, Seelsorger, Therapeuten, Hauswirtschaft – wichtige Funktionen für den Sterbenden einnehmen (Howe 1995: 259).

5. Eine adäquate Schmerztherapie und die Behandlung der Nebenwirkungen

Eine Grundfurcht bei Sterbenden ist die, unter starken Schmerzen zu leiden. Eine ausgefeilte, präventiv einsetzende, individuelle Schmerztherapie sollte das Ziel verfolgen, alles Mögliche zur Linderung von vermeidbaren Schmerzen und Belastungen beim Sterbenden zu erwirken, sofern er/sie dies möchte.

6. Eine umfassende Angehörigenarbeit

Auch wenn Pflegekräfte zu 80 % die vorrangigen Ansprechpartner der Bewohner sind (Bickel 1998), haben Angehörige eine besondere Stellung im Beziehungsgeflecht des Sterbenden. Sie sind die Brücke zur Vergangenheit; sie kennen den Bewohner aus einem «anderen Leben»; sie sind ein wesentlicher Pfeiler der biografischen Arbeit.

Oftmals sind sie der *signifikant Andere* (Rombach 1977), der dem Sterbenden helfen kann, die Sinnkrise zu bewältigen und zu verstehen. Schon recht früh nach dem Heimeinzug sollte der Themenkreis «Sterben und Tod» mit dem Bewohner und seinen Angehörigen thematisiert werden. Auch wenn der Terminus *Terminalanamnese* für dieses Gespräch sehr unglücklich gewählt ist, hat es diese Funktion. Untersuchungen haben gezeigt, dass Angehörige ein Kommunikationsdefizit bezüglich dieser Thematik haben und erleichtert auf ein Gesprächsangebot reagieren (Heller et al. 1999: 75 f.).

Auch zeigen sich aufgeklärte Angehörige verständnisvoller gegenüber Entscheidungen, die den sterbenden alten Menschen betreffen, z. B. Akzeptanz von Nahrungsverweigerung etc.

7. Eine adäquate, individuelle und ganzheitliche Pflege des Sterbenden (z. B. mit Hilfe Basaler Stimulation)

Die Pflege Sterbender orientiert sich nicht am Paradigma der kurativen Pflege, sondern an der palliativen Pflege.

Dabei sind folgende Merkmale zu beachten:

- besondere Flexibilität auf Grund häufig wechselnder Krankheitssituationen
- auf den individuellen Patienten bezogene Kreativität
- symptom- und bedürfnisorientierte Pflege (Kern/Nauck 1997: 689 f.).

Eine wichtige Ergänzung der Pflege ergibt sich im Ansatz der *Basalen Stimulation*, denn dieses Konzept bietet eine Kommunikationsform, die es ermöglicht, mit bewusstseinsveränderten Menschen in Beziehung zu treten. Wichtig ist hier allerdings, dass es dabei nicht um eine Aktivierung und Revitalisierung des sterbenden Menschen geht, sondern um eine Mitteilungsebene über Berührung und Sinnesanregung. Aus der palliativen Orientierung können sich aber auch Problemlagen – z. B. Dehydratation des Sterbenden – ergeben, die mit allen Beteiligten thematisiert werden müssen. Hier gilt es, Risiken und Vorteile gründlich abzuwägen (Weissenberger-Leduc 1997: 45 ff.).

8. Eine zugewandte, empathische und kongruente Gesprächshaltung

Für den sterbenden Menschen ist es von Bedeutung, sein Leben zu bilanzieren (Kruse 1994). Zu diesem Zweck ist oft ein spiegelndes Gegenüber unabdingbar. Auch reagiert der Sterbende sehr unterschiedlich auf die existenzielle Bedrohung durch den *Tod*, sodass von Seiten des Gesprächspartners eine verstehende Gesprächshaltung eingenommen werden muss.

Gerade vor dem Hintergrund, dass das Pflegepersonal eine Hauptbezugsgruppe für den alten Menschen darstellt, ist davon auszugehen, dass Fragen und Ängste im Zusammenhang mit Tod und Sterben hier vermehrt angesprochen werden. «Es scheinen vor allem negativ erlebte Lebensumstände zu sein, mangelnde soziale Integration, instabile Lebensumstände, Hoffnungslosigkeit und eine sehr gering ausgeprägte Zukunftsperspektive, die Gedanken an den eigenen Tod und das eigene Sterben hervorbringen.» (Schmitz-Scherzer 1995: 249).

9. Ein offener Umgang mit Trauer, Wut und Enttäuschung im Team, mit Angehörigen und Mitbewohner/innen

Das Sterben eines Bewohners ist für Angehörige, Mitarbeiter/innen und Mitbewohner/innen ein *dramatisches* Ereignis. Trauer, Wut, Ärger, Gleichgültigkeit und Enttäuschung sind mögliche Reaktionen auf den Verlust eines Menschen.

Gehen wir davon aus, dass gelebte Trauer eine gesunde Reaktion des Menschen auf einen Verlust ist, sollte überlegt werden, welchen Raum diese Reaktion in der professionellen Lebenswelt der *Altenarbeit* bekommt.

Da der Mensch in der modernen Gesellschaft auf private Bewältigungsmechanismen zurückgreifen muss, wenn es um die Verarbeitung von Erfahrungen mit dem Thema «Tod» geht, bietet es sich an, Rituale im Team, mit den Angehörigen und den Mitbewohner/innen zu entwickeln.

Auch für Mitbewohner/innen kann es wichtig sein, mitzuerleben, wie der/die Verstorbene verabschiedet wird, denn nur so haben sie die Gewissheit, dass ihrem Leichnam ebenfalls würdevoll begegnet wird. Ein offenes Gespräch kann hier Missverständnisse und Ängste ins Wort nehmen.

10. Ein angemessener und würdevoller Umgang mit dem Verstorbenen

Es gibt verschiedene Praktiken, den Leichnam zu versorgen. Die Durchführungen sollten davon geleitet sein, dass der Verstorbene mitunter noch Minuten nach seinem klinischen Tod spüren und hören kann (Grond 1993: 336). Auch wenn der Leichnam rechtlich gesehen eine Sache ist, muss man ihn nicht als solche behandeln. Versorgung eines Toten unter Mithilfe von Angehörigen kann auch als Abschiedsritual Geltung haben.

11. Die Aktivierung von ehrenamtlicher Arbeit

Hospizarbeit lebt von ehrenamtlicher Arbeit. Für den Altenhilfebereich stellt sich nun die Frage der Rekrutierung von ehrenamtlichen Helfern, die dann auch geschult werden müssen. Regelmäßiger Austausch und Teilnahme an Supervision ist für diese ehrenamtlichen Kräfte selbstverständlich angezeigt.

Ein positives Beispiel für ehrenamtliches Engagement in Sachen Sterbebegleitung lässt sich im Duisburger Altenpflegeheim *Altenbrucher Damm* finden. Hier gestaltet und organisiert eine Gruppe ehrenamtlicher Mitarbeiter/innen – mit dem schönen Namen «Kleinod» – in einem Wohnbereich des Hauses die Sterbebegleitung der Pflegeheimbewohner/innen mit.

Eine klare Tätigkeitenbeschreibung für ehrenamtliche Mitarbeiter/innen verhindert Missverständnisse mit hauptamtlichen Kräften. Beide Seiten sollten informiert sein über die jeweiligen Aufgaben, Kompetenzen und Abgrenzungen der Tätigkeiten.

Sollte es schwierig sein, genügend ehrenamtliche Mitarbeiter zu finden, wäre es denkbar, ehemalige Angehörige, die den Trauerprozess bereits abgeschlossen haben, für eine ehrenamtliche Tätigkeit zu gewinnen.

12. Eine angemessene räumliche Gestaltung (z. B. Aufbahrungszimmer, Ruhestatt und Verabschiedungsraum statt «L.-Halle»)

Hat die Untersuchung von Kruse klar gezeigt, dass das Wohnumfeld einen Einfluss auf den Verlauf des Sterbeprozesses hat, muss die stationäre Altenhilfe dahingehend ihr Raumangebot hinterfragen – erst recht, wenn die Überlebensdauer eines Heimbewohners eng mit der Qualität des Wohnumfelds korreliert.

Sterbebegleitung und würdevoller Umgang mit dem Toten brauchen nicht nur einen organisatorischen Rahmen, sondern sollten sich in der räumlichen Gestaltung niederschlagen. Hier ist zum einen zu überlegen, wie ein Aufbahrungszimmer – bzw. Verabschiedungsraum – gestaltet werden kann.

Wichtiger ist jedoch die Klärung, wie die räumliche Aufteilung in Mehrbettzimmern sich verändern kann vor dem Hintergrund der Begleitung eines sterbenden Heimbewohners.

Auch ist es in vielen Einrichtungen leider noch nicht selbstverständlich, dass dort Angehörige übernachten können.

13. Hilfen für Helfer

«Pflegepersonal ist unmenschlich leidensfähig und stets gewillt, das Elend der Welt auf den Schultern zu tragen.» – Marion Kutzner, Stephan Kostrzewa

Diese provozierende Behauptung soll die immer noch weit verbreitete Orientierung pflegerischen Handelns am *dienenden Habitus* traditioneller Prägung deutlich machen. Ständig mit sterbenden, siechen, leidenden und hinfälligen Menschen zu tun zu haben macht es wichtig, dass Mitarbeiter/innen sich von ihrer Tätigkeit angemessen abgrenzen können.

Hierbei sind nicht die informellen Techniken gemeint, sondern institutionalisierte Formen des Austausches und der Bearbeitungen von Belastungen durch die Arbeit in der Pflege und Betreuung alter Menschen – z. B. Fallbesprechung, Qualitätszirkel, Teamgespräche, zugehende Beratung, Supervision etc.

In diesen Zusammenhängen könnte das grundlegende Berufsverständnis zum Thema gemacht werden, aber auch die eigenen Vorstellungen und Erfahrungen mit dem Phänomen Tod.

14. Eine nachgehende Betreuung der Angehörigen

Es ist immer wieder zu beobachten, dass nach einigen Wochen die privaten Hilfsangebote an trauernde Angehörige sprunghaft abnehmen. Betroffene schildern dann das Gefühl, in ein tiefes Loch zu fallen. Gerade zu diesem Zeitpunkt wäre eine nachgehende Kontaktaufnahme durch die Einrichtungs-, Wohnbereichs-, bzw. Hausleitung angezeigt und notwendig.

In manchen Einrichtungen ist es üblich, zu bestimmten Anlässen der Verstorbenen eines Kalenderjahres zu gedenken. Zu diesem Anlass ist die Einladung der Angehörigen möglich.

Auch sollten die einzelnen Altenpflegeeinrichtungen die Kontaktstellen für trauernde Angehörige in ihrer Nähe kennen, um gegebenenfalls mit Rat und Information weiterhelfen zu können.

8. Schlussbemerkung

Sowohl die Darstellung der Grundlagen der Basalen Stimulation als auch die Beispiele für die Basale Stimulation in der Begleitung Sterbender haben die Notwendigkeit der Arbeit mit diesem Konzept verdeutlicht. Dennoch ist uns bewusst, dass die Basale Stimulation bei Sterbenden noch in der Entwicklungsphase steckt. Mit dieser Arbeit haben wir die Chancen der Anwendung der Basalen Stimulation in der Begleitung Sterbender aufzuzeigen versucht. Durch die weitere Auswertung von praktischen Erfahrungen in diesem Bereich können die Anwendungsmöglichkeiten erweitert und modifiziert werden.

Da die Pflege und Begleitung Sterbender von unterschiedlichen Personengruppen durchgeführt wird, ist auch die Vermittlung der Basalen Stimulation in all diesen Personengruppen wichtig. Hierbei müssen aber die besonderen Aufgabenbereiche und Möglichkeiten berücksichtigt werden.

Die Vermittlung des in dieser Arbeit aufgezeigten Wissens sollte sowohl in der Altenpflegeausbildung als auch in der Krankenpflegeausbildung nicht fehlen. Obwohl diese Beispiele fast alle aus unserer Tätigkeit im Hospiz stammen, lassen sich diese durchaus auf andere Bereiche, in denen Sterbende gepflegt und begleitet werden, übertragen.

Denn Hospizarbeit ist überall dort möglich, wo Menschen sterben.

Literaturverzeichnis

Arbeitsgruppe der Mitarbeiter und Heimleiter in Alten- und Pflegeheimen der Region Gießen-Weilburg-Wetzlar: Heime werden zu Sterbekliniken. In: *Altenpflege*, Heft 7, 1986, S. 403.

Ariès, Ph.: Geschichte des Todes. Deutscher Taschenbuch Verlag, München 1991.

Arnold, u. a.: Lexikon der Psychologie. Herder, Freiburg im Breisgau 1987.

Bartels, H.; Bartels, R.: Physiologie. Lehrbuch und Atlas. Urban und Fischer, München, Wien, Baltimore 1991.

Berger, P. L.; Luckmann, Th.: Die gesellschaftliche Konstruktion der Wirklichkeit. Fischer, Frankfurt am Main 1993.

Bickel, H.: Das letzte Lebensjahr: Eine Repräsentativstudie an Verstorbenen. In: *Z Gerontol Geriat*, Heft 31, 1998, S. 193–204.

Bickel, H.; Jaeger, J.: Die Inanspruchnahme von Heimen im Alter. In: *Z für Gerontologie*, Heft 19, 1986, S. 30 ff.

Bienstein, Ch.; Fröhlich, A.: Basale Stimulation in der Pflege. Verlag selbstbestimmtes Leben, Düsseldorf 1993.

Bienstein, Ch.; Fröhlich, A.: Basale Stimulation in der Pflege. Verlag selbstbestimmtes Leben, Düsseldorf 1994.

Bienstein, Ch.; Fröhlich, A.; Haupt, U. (Hrsg.): Fördern, Pflegen und Begleiten. Verlag selbstbestimmtes Leben, Düsseldorf 1997.

Bienstein, C.; Fröhlich, A.: Basale Stimulation in der Pflege. Verlag selbstbestimmtes Leben, Düsseldorf, 14. Auflage 1991.

Buckingham, R. W.: Hospiz. Herder, Freiburg im Breisgau 1993.

Condrau, G.: Der Mensch und sein Tod. Kreuz Verlag, Zürich 1991.

DGHS (Hrsg.): Humanes Sterben. Freiburg im Breisgau 1989.

Diakonie in Düsseldorf: Organisationskultur des Sterbens – das DiD-IFF-Projekt. Düsseldorf 1998.

Elias, N.: Über die Einsamkeit der Sterbenden, Suhrkamp, Frankfurt/Main 1991.

FAZ *siehe* N. N.

Feldmann, K: Tod und Gesellschaft. Eine soziologische Betrachtung von Sterben und Tod. Peter Lang GmbH, Frankfurt/Main 1990.

Frieling-Sonnenberg, W.: Das Ende der Einbahnstraße. In: *Altenpflege*, Heft 1, 2000, S. 27–30.

Fröhlich, A.: Basale Stimulation. Verlag selbstbestimmtes Leben, Düsseldorf 1993.

Fuchs, W.: Todesbilder in der modernen Gesellschaft. Suhrkamp, Frankfurt am Main 1973.

Fuchs, W. et al.: Lexikon zur Soziologie. Westdeutscher Verlag, Opladen 1988.

Gaschler, K.: Sinn macht das Sterben um des Lebens willen. In: *Pflegezeitschrift*, Heft 4, 1999, S. 236–239.

Glaser, B.; Strauss, A. L.: Betreuung von Sterbenden. Vandenhoeck & Ruprecht, Göttingen, Zürich 1995.

Goffman, E.: Asyle. Suhrkamp, Frankfurt am Main 1973.

Gröning, K.: Arbeitsort Altenheim. In: Bauer, A.; Gröning, K. (Hrsg.): Institutionsgeschichten Institutionsanalysen. Fuldaer Verlagsanstalten, Tübingen 1995.

Grond, E.: Die Pflege verwirrter alter Menschen. Lambertus, Freiburg im Breisgau 1992.

Grond, E.: Praxis der psychischen Altenpflege. München-Gräfelfing 1993.

Grossmann-Schnyder, M.: Berühren. Praktischer Leitfaden zur Psychotonik in Pflege und Therapie. Hippokrates, Stuttgart ³2000.

Heller, A.; Heimerl, K. et al.: Wenn nichts mehr zu machen ist, ist noch viel zu tun. Lambertus, Freiburg im Breisgau 1999.

Hornung, R.; Lächler, J.: Psychologisches und soziologisches Grundwissen für Krankenpflegeberufe. Beltz, Weinheim 1986.

Howe, J. (Hrsg.): Lehrbuch der psychologischen und sozialen Alternswissenschaft. Band 4: Sterben – Tod – Trauer. Roland Asanger Verlag, Heidelberg 1992.

Howe, J.: Sterbebeistand: Orientierung an den Erwartungen und Bedürfnissen der Betroffenen. In: *Z Gerontol Geriat*, Heft 28, 1995, S. 252–259.

Hume, E. E.: Medical Work of the Knights Hospitallers of St. John of Jerusalem. Baltimore: John Hopkins Press, 1940.

Imhof, A. E.: Ars moriendi. Die Kunst des Sterbens einst und heute. Böhlau, Wien 1991.

Juchli L.: Krankenpflege. Thieme, Stuttgart, New York 1991/1994.

Kern, M.; Nauck, F.: Pflege Schwerstkranker und Sterbender. In: Aulbert, E.; Zech, D.: Lehrbuch der Palliativmedizin. Schattauer, Stuttgart 1997.

Klaschik, E: Medikamentöse Schmerztherapie bei Tumorpatienten, Bonn 1996.

Klee, E.: Durch Zyankali erlöst. Fischer Taschenbuch Verlag, Frankfurt am Main 1990.

Klockenbusch, W.: Die Betreuung unheilbar Kranker und Sterbender. Bibliomed Medizinische Verlagsgesellschaft, Melsungen 1986.

Kostrzewa, St.: Palliative Pflege von Menschen mit Demenz. Huber, Bern 2008.

Kretz, F.; Reichenberger, S.: Medikamentöse Therapie. Arzneimittellehre für Krankenpflegeberufe. Thieme, Stuttgart, New York 1993.

Krey, H.: Sterben im Altenheim. Aspekte einer Lebenskultur. In: Evangelische Akademie Loccum: Dich leiden sehen und nicht helfen können? [o. Verlag], Loccum 1999.

Kruse, A.: Wie erleben ältere Menschen den herannahenden Tod? In: Schriftenreihe des Bundesministeriums für Familie und Senioren: Sterben und Sterbebegleitung. Ein interdisziplinäres Gespräch, Kohlhammer, Stuttgart Berlin Köln, 1994.

Kübler-Ross, E.: Verstehen was Sterbende sagen wollen. Kreuz Verlag, Stuttgart 1981

Kübler-Ross, E.: Interviews mit Sterbenden. Kreuz Verlag, Stuttgart 1987

Kübler-Ross, E.: Was können wir noch tun? Kreuz Verlag, Stuttgart 1988.

Langenkamp, N.: Würde am Lebensende. In: *Theorie und Praxis der sozialen Arbeit*, Heft 3, 1994, S. 28–34.

Latz, I.: Musik im Leben älterer Menschen. Dümler, Bonn 1995.

Lau, E. E.: Tod im Krankenhaus. J. P. Bachem, Köln 1975.

Luhmann, N. in: Willke H: Systemtheorie. Quelle und Meyer, Stuttgart 1993.

de Marchi, L: Der Urstock. Luchterhand, Darmstadt 1988.

Max-Bürger-Institut für Altersforschung: Schwerpunkte der geriatrischen Pflege. MMV Medizin Verlag, München 1997.

May, M.: Bedingungen von Sterben und Tod in Alten- und Pflegeheimen. Magisterarbeit, Fernuniversität Hagen, 1997.

McCaffery, M.; Beebe, A.; Latham, J.: Schmerz. Ein Handbuch für die Pflegepraxis. Urban & Fischer, München 1997.

Mischo-Kelling, M.: Theoretische Grundlagen der Pflege. In: Mischo-Kelling, M.; Zeidler, H.: Innere Medizin und Krankenpflege, Urban und Schwarzenberg, München 1989.

Munro, S.: Musiktherapie bei Sterbenden. Gustav Fischer, Stuttgart 1986.

Munro, S.; Mount, B. (1978): Musiktherapie in der palliativen Versorgung. In: Munro, S.: Musiktherapie bei Sterbenden. Gustav Fischer, Stuttgart 1986.

Munz, N.: Todeskonzept bei Patienten. Berlin 1985 (Dissertation).

Nassehi, A.; Weber, G.: Tod, Modernität und Gesellschaft. Westdeutscher Verlag, Opladen 1989.

N. N.: «Verdrängte Schmerzen». Frankfurter Allgemeine Zeitung. Frankfurt 5. März 1993.

Nordoff, P.; Robbins, C.: Musik als Therapie für behinderte Kinder, Gütersloh 1983.

Nydahl, P.; Bartoszek, G.: Basale Stimulation. Neue Wege in der Intensivpflege. Ullstein Medical, Berlin, Wiesbaden 1997.

Ochsmann, R.: Angst vor Tod und Sterben. Hogrefe, Göttingen 1993.

Ohler, N.: Sterben und Tod im Mittelalter. Deutscher Taschenbuch Verlag, München 1993.

Piper, H.-Ch.: Sprache der Sterbenden. In: Christophorus Hospiz Verein (Hrsg.): Pflegen bis zuletzt. Wartelsteiner, Garching, München, 1988.

Plümpe, J.: Altenpflege. Brigitte Kunz, Hagen 1997.

Rammstedt, O.: Lexikon zur Soziologie, Westdeutscher Verlag, Darmstadt 1988.

Rest, F.: Sterbebeistand, Sterbebegleitung, Sterbegeleit. Kohlhammer Verlag, Stuttgart 1992.

Rest, F.: Praktische Orthotanasie (Sterbebeistand) im Arbeitsfeld sozialer Praxis. Westdeutscher Verlag, Opladen 1977.

Rest, F.: Pflegen bis zuletzt. In: Christophorus Hospiz Verein (Hrsg.): Pflegen bis zuletzt. Wartelsteiner, Garching, München, o. J.

Ridder, P.: Einführung in die medizinische Soziologie. Teubner, Stuttgart 1988.

Riederer, M.: Die Frühsterblichkeit bei neu aufgenommenen Patienten von Pflegestationen in mehrgliedrigen Alteneinrichtungen. Dissertation Hamburg. In: Howe, J.: Sterbebeistand: Orientierung an den Erwartungen und Bedürfnissen der Betroffenen. In: *Z Gerontol Geriat*, Heft 28, 1995, S. 252–259.

Rombach, H.: Die Grundstruktur der menschlichen Kommunikation. Zur kritischen Phänomenologie des Verstehens und Missverstehens. In: *Phänomenologische Forschung*, Bd. 4, Freiburg/München, 1977.

Saunders, C.; Bains, M.: Leben mit dem Sterben. Hans Huber, Bern 1991.

Saunders, C.: Hospiz und Begleitung im Schmerz. Herder, Freiburg im Breisgau, 1993.

Scheidt, v. J.; Eikelbeck, M. L.: Psychologie für Krankenpflegeberufe. Urban und Vogel, München 1991.

Schmied, G.: Sterben und Trauern in der modernen Gesellschaft. Piper, München 1985.

Schmitz-Scherzer, R.: Sterbebegleitung – eine Last für professionelle und familiäre Helfer? In: *Z Gerontol Geriat*, Heft 28, 1995, S. 247–251.

Schweidtmann, W.: Sterbebegleitung. Menschliche Nähe am Krankenbett. Kreuz, Stuttgart 1991.

Sekretariat der Deutschen Bischofskonferenz: Die Hospizbewegung. Profil eines hilfreichen Weges in katholischem Verständnis. [o. Verlag], Bonn 1993.

Sieveking, C.: In: Bienstein, Ch.; Fröhlich, A.; Haupt, S. (Hrsg.): Fördern – Pflegen – Begleiten. Verlag selbstbestimmtes Leben, Düsseldorf 1997.

Sporken, P.: Was Sterbende brauchen. Herder, Freiburg 1982.

Stadler, Ch.: Sterbehilfe, Knaur, München 1994.

Stoddard, S.: Die Hospiz-Bewegung. Lambertus, Freiburg im Breisgau, 1988.

Stracke-Mertes, A.: Soziologie. Vincentz, Hannover 1994.

Student, J.-Ch.: Bedingungen für ein menschenwürdiges Sterben – Die zehn Grundprinzipien der Hospiz-Bewegung. *Medizin, Mensch, Gesellschaft*, Heft 12, 1987, S. 232–240.

Student, J.-Ch.: Das Hospiz-Buch. Lambertus, Freiburg im Breisgau 1991.

Sudnow, D.: Organisiertes Sterben. S. Fischer, Tübingen 1973.

Tausch-Flammer, D.; Bickel, L.: Wenn ein Mensch gestorben ist – Wie gehen wir mit dem Toten um? Herder, Breisgau 1995.

Volicer, L.; Hurley, A.: Hospice care for patients with advanced progressive dementia. *Springer Series on Ethics, Law, and Aging.* New York, 1998.

Voss, F.: Pflegerisch-medizinische Arbeit im formal organisierten Sozialsystem des Krankenhauses. Ulrich Schallwig, Bochum 1993.

Weissenberger-Leduc, M.: Handbuch der Palliativpflege. Springer, Wien, New York 1997.

Wittkowski, J.: Tod und Sterben. Ergebnisse der Thanatopsychologie. Quelle und Meyer, Heidelberg 1978.

Wittkowski, J.: Psychologie des Todes. Wissenschaftliche Buchgesellschaft, Darmstadt 1990.

Wittkowski, J.: Umgang mit Sterben und Tod. In: *Report Psychologie*, Heft 2, 1999, S. 144–120.

Zech, D.: Krebskranke sind ohne Lobby. In: *Der Spiegel*, Heft 16, 1992, S. 206.

Zech, D.; Grond, St.: Palliativmedizin. In: *Die Schwester/Der Pfleger*, Heft 10, Jahrg. 32, 1993, S. 827–835.

Ergänzende Literatur

Fachbücher

Arend, A.; van der Gastmans, Ch.: Ethik für Pflegende. Hans Huber, Bern, Göttingen, Toronto, Seattle 1996

Aßmann, Ch.: Pflegeleitfaden Alternative und komplementäre Methoden. Urban & Fischer, München, Jena 1999

Bartoszek, G. (Hrsg.): Basale Stimulation. Urban & Fischer, München, Jena, 4. Auflage 2003

Benner, P.: Stufen zur Pflegekompetenz. Hans Huber, Bern, Göttingen, Toronto, Seattle 1994

Bienstein, C.; Fröhlich, A.: Basale Stimulation in der Pflege. Verlag selbstbestimmtes Leben, Düsseldorf, 14. Auflage 2002

Buchholz, T.; Schürenberg, A.: Lebensbegleitung alter Menschen. Hans Huber, Bern, Göttingen, Toronto, Seattle 2003

Buckingham, R.: Hospiz: Sterbende menschlich begleiten. Herder, Freiburg, Basel, Wien 1993

Davy, J.; Ellis, S. : Palliativ pflegen. Hans Huber, Bern, Göttingen, Toronto, Seattle 2003

Gehring, M.; Kean, S.; Hackmann, M.; Büscher, A. (Hrsg.): Familienbezogene Pflege. Hans Huber, Bern, Göttingen, Toronto, Seattle 2002

Heller, A.; Heimerl, K.; Husebö, S. (Hrsg.): Wenn nichts mehr zu machen ist, ist noch viel zu tun. Lambertus, Freiburg i. B. 2000

Heimerl, K.; Heller, A. (Hrsg.): Kultur des Sterbens. Bedingungen für das Lebensende gestalten. Lambertus, Freiburg i. B. 2000

Heimerl, K.; Heller, A. (Hrsg.): Eine große Vision in kleinen Schritten. Aus Modellen der Hospiz- und Palliativbetreuung lernen. Lambertus, Freiburg i B. 2001

Hennezel de, M.: Den Tod erleben. Bastei Lübbe, Bergisch Gladbach 2000

Höfler, A.: Die Geschichte der Hospizbewegung in Österreich. IFF, Wien 2001

Käppeli, S. (Hrsg.): Pflegekonzepte. Gesundheits-, entwicklungs- und krankheitsbezogene Erfahrungen. Hans Huber, Bern, Göttingen, Toronto, Seattle 1993

Löser, A.: Wenn Krebspatienten Fragen stellen. Was Pflegekräfte und Betroffene wissen müssen. Schlütersche, Hannover 2002

Kojer, M.: Alt, krank und verwirrt. Palliative Care. (Bd. 5) Lambertus, Freiburg i. B., 2. Auflage 2003

Mettner, M.: Wie menschenwürdig sterben? Zur Debatte um die Sterbehilfe und zur Praxis der Sterbebegleitung. paz NZZ Buchverlag, Zürich 2000

Metz, Ch.; Wild, M.; Heller, A. (Hrsg.): Balsam für Leib und Seele. Pflegen in Hospiz- und palliativer Betreuung. Lambertus, Freiburg i. B. 2002

Müller, M.; Schnegg, M.: Unwiederbringlich – Vom Sinn der Trauer. Herder Spektrum, Freiburg i. B. 2. Auflage 2001

Nelson, D.: Die Kraft der heilsamen Berührung. Kösel, München 1996

Pleschberger, S.; Heimerl, K.; Wild, M. (Hrsg.): Palliativpflege: Grundlagen für Praxis und Unterricht. Facultas, Wien 2002

Rest, F.: Sterbebegleitung statt Sterbehilfe. Damit das Leben auch im Sterben lebenswert bleibt. Herder, Freiburg, Basel, Wien 1997

Student, J.: Das Recht auf den eigenen Tod. Patmos, Düsseldorf 1996

Tausch-Flammer, D.: Die letzten Tage. Leben und Sterben im Hospiz. Kreuz, Stuttgart 1999

Tausch, A.; Tausch R.: Sanftes Sterben. Was der Tod für das Leben bedeutet. ro ro ro, Reinbek bei Hamburg 1991

Wierz, V.; Kuhlenkamp, A.: Pflege von Menschen mit HIV–Infektionen und Aids. Hans Huber, Bern, Göttingen, Toronto, Seattle 1997

Fachzeitschriftenartikel

Aurnhammer, K.: Betreuung in der letzten Lebensphase. Die Schwester/Der Pfleger, 38. Jahrgang, Heft 9, S. 174–176, 1999

Höpflinger, F.: Familien und familiäre Lebensphasen – Wandel und Kontinuität moderner Familien. Infokara, 7. Jahrgang, Schweizerische Gesellschaft für Palliative Medizin, Pflege und Begleitung, Heft Nr. 1/2002

Jermann, P.: Hat Lebensqualität mit Akzeptanz der Krebserkrankung zu tun? Teil I und Teil II. Infokara, 7. Jahrgang, Schweizerische Gesellschaft für Palliative Medizin, Pflege und Begleitung, Heft Nr. 2/2002 und Heft Nr. 3/2002

Kostrzewa, St.: Schmerzmanagement bei Menschen mit Demenz. In: *Die Hospiz-Zeitschrift*, Heft 36, 2008, S. 9 f.

Kostrzewa, St.: Palliative Pflege von Menschen mit Demenz. In: *Dr. med. Mabuse*, Heft 172, 2008, S. 24–27.

Passon, M.: Palliativbetreuung alter Menschen. Forum Sozialstation, 25. Jahrgang, Heft 112, S. 24–27, 2001

Perrar, K. M.: Demenz und Hospiz. Eine gerontopsychiatrische Sicht. In: *Die Hospiz-Zeitschrift*, Heft 36, 2008, S. 4–6.

Stiefel, F.: 1 + 1 = 3 oder «Liaisons dangereuses» in der Palliativen Betreuung. Infokara, 7. Jahrgang, Schweizerische Gesellschaft für Palliative Medizin, Pflege und Begleitung, Heft Nr. 1/2002

Tschopp-Hafenbrack, A.: Die Belastung der Angehörigen in der Pflege sterbender Krebspatienten zu Hause. Infokara, 7. Jahrgang, Schweizerische Gesellschaft für Palliative Medizin, Pflege und Begleitung, Heft Nr. 4/2001

Adressen

Kuratorium Deutsche Altershilfe – Wilhelmine-Lübke-Stiftung e. V.
Abteilung Information und Öffentlichkeitsarbeit
Herr Nakielski
An der Pauluskirche 3
50677 Köln
www.kda.de

Trauerbegleitung TABU e. V.
Dirk Matzik
Tiegelstr. 23
45141 Essen
www.tabu-team.de
tabu-team@online.de

Internet-Adressen

www.basale-stimulation.de
www.krebsinformation.de
www.hospiz-nds.de
www.swisscancer.ch
www.ahop.at
www.pallnetz.ch
www.hospiz-und-palliativmedizin.de
www.uni-leipzig.de/~sasm
www.krebs-netzwerk.de
www.caritas-wien.at/237_1525.htm
www.hospiz.at
www.gin-austria.at/rns/themen/wpa_entlastungsangebote.htm

Sachwortverzeichnis

Autorenverzeichnis

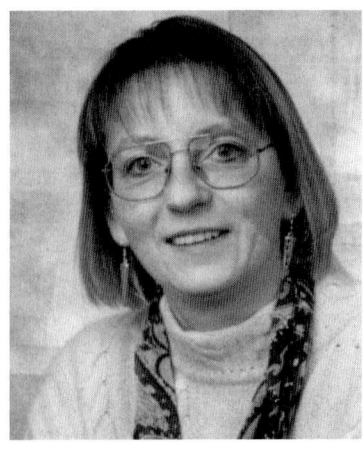

Marion Kutzner, Duisburg
Jahrgang 1957
Examinierte Krankenpflegerin, Lehrerin für Pflegeberufe, Kursleiterin für Basale Stimulation
Berufserfahrung: stationäre Hospizarbeit (mehrjährig); seit 1996 freiberufliche Referentin zu den Themen: «Umgang mit Tod und Sterben» und «Betreuung sterbender Heimbewohner nach Hospizkriterien»; seit 1998 Dozentin und Kursleiterin an einem Fachseminar für Altenpflege

Stephan Kostrzewa, Duisburg
Jahrgang 1966
Examinierter Altenpfleger, Diplomsozialwissenschaftler
Berufserfahrung: ambulante und stationäre Alten- und Krankenpflege (mehrjährig), ambulante und stationäre Hospizarbeit (mehrjährig); seit 1995 Dozent und Kursleiter an einem Fachseminar für Altenpflege; seit 1996 freiberuflicher Referent zu den Themen: «Umgang mit Trauer, Tod und Sterben» und «Betreuung sterbender Heimbewohner nach Hospizkriterien»; seit 1998 Autor diverser Fachartikel zum Thema «Tod, Sterben, Altenpflege, Hospizarbeit»

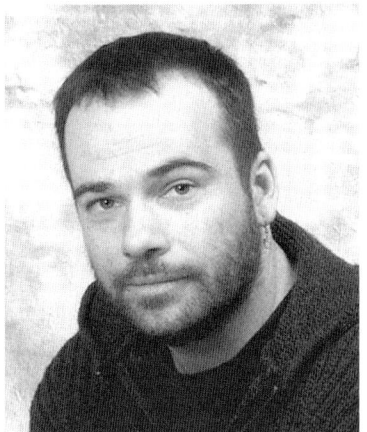